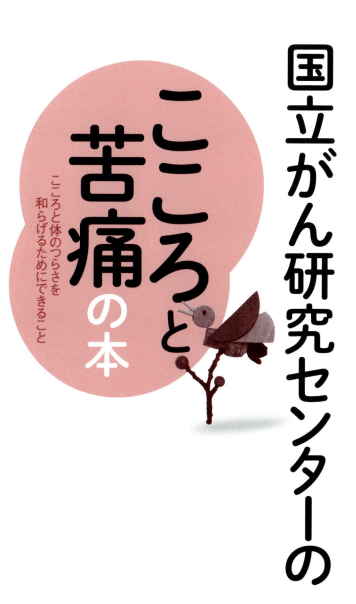

国立がん研究センターの こころと苦痛の本

こころと体のつらさを
和らげるためにできること

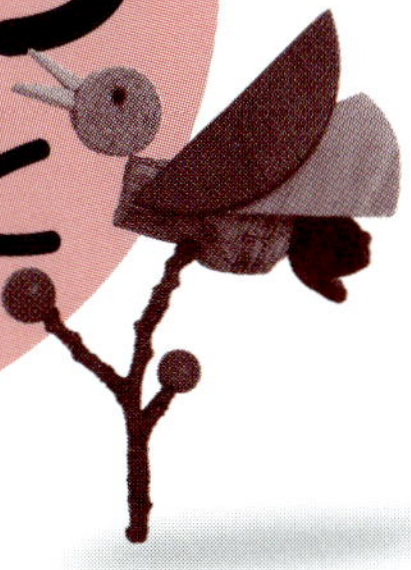

「国立がん研究センターのがんの本」の出版にあたって

国立がん研究センターは、前身である国立がんセンターの創立以来、50年以上にわたってがんの治療や研究に取り組んできました。現在は、「社会と協働し、全ての国民に最適ながん医療を提供する」という理念のもと、「がんの本態解明と早期発見・予防」、「高度先駆的医療の開発」、「標準医療の確立と普及」、「がんサバイバーシップ研究と啓発・支援」、「情報の収集と提供」、「人材の育成」、「政策の提言」、「国際貢献」の8つを使命として研究、診療、そして、がん対策まで、幅広い活動をしております。

社会の長寿化が進むと、がんになる人が増えていきます。現在日本では、2人に1人が、一生のうちにがんにかかるといわれています。

ご自身または身近な方が、がんになったり、または「がんの疑いがある」と言われたりした場合、まずはそのがんに関する情報を集めることが大切です。しかしインターネットなどで検索すると、あまりに多くの情報があふれているので、かえって混乱してしまう場合もあります。

このシリーズでは、がんに関する基本的な知識、検査や治療の方法、治療後の療養などについて、図版もまじえてわかりやすく解説しています。この本を読まれることで、医師の説明がよく理解でき、周囲にあふれる情報のなかから正しい情報を選んだり、治療について積極的に考えたりすることの助けになれば幸いです。

国立研究開発法人　国立がん研究センター

国立がん研究センターの こころと苦痛 の本

もくじ

基礎知識

第1章 さまざまなこころの苦痛と、その相談 17

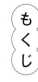

第2章　こころの悩みに対する方法 35

第3章　こころの苦痛と関連する、体の苦痛　75

第4章　実際の患者さんの事例から　109

本書をお読みになる方へ

自分らしく病気と向きあうためにこころと苦痛のケアをしましょう

がんは、人生に大きな影響を与えます。そして、人によりさまざまですが、心にもつらい状態を引きおこします。

がんという病気を発症していると知らされたとき、ほとんどの人は強い衝撃を受け、大きな動揺を体験すると思います。告知後の動揺は、自分ががんと知らされた人のごく自然な反応なのです。

それでも、誰の心にも「回復力」が備わっているので、時間とともに少しずつ、落ち着きを取り戻すことは可能です。ただ、もちろん個人差があり、医師からどのような説明を受けたのか、どんな環境に置かれているのか、どんな性格なのか……。そのような要素も影響するかもしれません。

なかには、告知された事実をなかなか受け入れられず、落ち着きを取り戻せない人もいるでしょう。また、療養中にもさまざまな心の問題がおこり、ときには死にたいほどつらいと感じる人もいるかもしれません。

そのようななかで、どうしたら自分らしく病気に向きあっていけるのか、どんなサポートが受けられるのか、これから考えていきましょう。
がんは体の病気ですが、「心の危機」という側面ももっているので、早期から、心身両面の苦痛に対するケアやサポートが求められるのです。
病気への向きあい方に正解はありませんが、これまでの生き方や考え方、そのときどきの感じ方を大切にして、自分らしく病気と向きあうため、本書が少しでも役立つことを願っています。

（編集部一同）

本書では、こんなことがわかります

- がんを発症した人が見舞われる、心や体の苦痛について
- 自分でできる、心や体のケアの方法
- 心のケアの専門家と、専門的ケアについて
- 体のつらさに対する緩和《かんわ》ケアについて
- 早期からの緩和ケアの受け方
- 専門家以外の相談先について
- 医師とのやりとりを上手に行うための方法
- 実際のがん患者さんの悩みと対処の例

本書で紹介している治療・制度等は２０１７年12月現在のものです。

基礎知識 1

がんは深刻な「心の危機」でもある

精神症状をもつがん患者は9〜42%。遠慮せずに心のケアを。

多くの患者が不安や抑うつを抱える

近年の医療の進歩によって、がんは必ずしも死に直結する病気ではなくなりました。それでも生命をおびやかす病気であることにはちがいなく、がんを発症した人は多かれ少なかれ、心の苦痛に見舞われます。強い**不安**や、**抑うつ状態**（気もちが沈み、元気がなくなる状態）を抱えているがん患者さんは少なくありません。

がん患者さんの悩みや負担について探ったある調査結果からは、「診療の悩み」「身体の苦痛」「暮らしの負担」と並んで「心の苦悩」が大きな割合を占めることがわかります（左上図）。この調査でいう「心の苦悩」とは、〈不安などの心の問題〉と〈生き方・生きがい・価値観〉の悩みを合わせたものです。

そうした不安や苦悩を抱えた人のなかには、「うつ病」や「適応障害」といった精神医学的な診断がつく状態へと症状が進んでしまう人もいます。その場合は、専門的な心のケアが必要になります。近年の調査では、がん患者さんにおけるうつ病などの精神症状の有病率は、9〜42%となっています（37ページ）。

「いまのつらさ」を伝えることから

抑うつ状態にある人は、物事への意欲が減退し、身体の活動がにぶくなりますが、がんの症状でもやはり似たような状態になるため、精神症状のほうは見逃されがちです。また、患者本人ががまんしてしまうことも多いようです。

しかし、こうした症状があると、がん治療への意欲を失ってしまったり、生活に支障をきたしたりし、家族や周囲の人たちの負担になることもあります。自殺の危険も出てくるため、けっして見逃されるべきものではありません。

周りの人に、いまのつらさを伝えましょう。心のケアを行って気もちのつらさが和らげば、意欲も戻ってきて、病気と向きあいながら日々を自分らしくすごすことができるようになります。

気もちのつらさは、家族や親しい人、同じ病気を体験している人、医師や看護師に聞いてもらうと和らぎ、落ち着きを取り戻せることが多いものですが、それでも落ちこみや不安、恐れなどが持続して、生活に困難が生じているときは、積極的に心のケアの専門家（58ページ）の力を借りましょう。

●がん患者の悩みや負担の比較

診療の悩み	身体の苦痛	心の苦悩	暮らしの負担
18.6%	20.7%	38.5%	22.2%

がん体験者へのアンケート調査の結果（自由記述による回答）。「心の苦悩」が多くを占める。なお、ここには示していないが、「暮らしの負担」と回答した人のうち約半数は「家族や周囲の人との関係」が負担と答えている。

［出典］静岡県立静岡がんセンター「がんの社会学」に関する研究グループ（研究代表者 山口建）「2013がん体験者の悩みや負担等に関する実態調査報告書」. 2016年, p.16-17

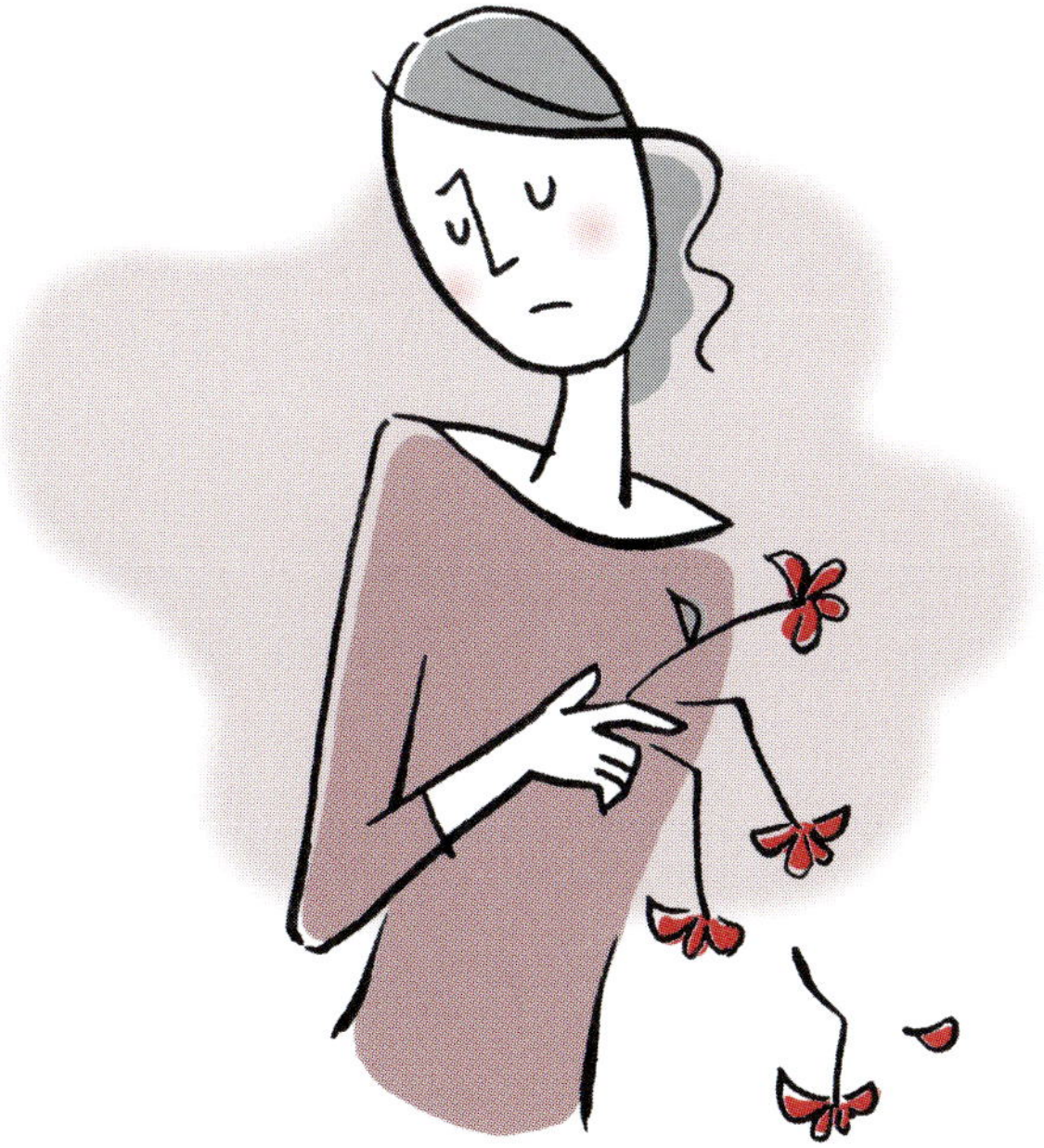

基礎知識2

「緩和《かんわ》ケア」は終末期だけのものではない

心と体の苦痛を和らげるケア。
「つらさ」があれば、いつからでも。

がんと診断されたときからの「緩和ケア」

緩和ケアを、病気の終末期のみに行われる医療ととらえている人も少なくないようですが、それは古い考え方です（左下図）。よく混同される「ホスピスケア」や「ターミナルケア」は終末期のためのケアを指しますが、「緩和ケア」は、がんと診断されたときから始められてよいものなのです。

緩和ケアとは、ひと言でいえば「病気[※1]にともなう心と体の痛みを和らげること」。がんなどの重い病気を抱えている人とその家族の、さまざまな苦痛や問題に対処し、つらさを和らげ（緩和し）、その人らしい生活を送れるように支えていくことといえるでしょう。

がんと診断されたそのときから、必要があれば、除痛の専門家や心のケアの専門家による医療も行われることが望ましいのです。こうしたケアは、全国の「がん診療連携拠点病院《れんけいきょてん》」をはじめとした病院で、担当医や看護師のほか、専門的には緩和ケア担当医や緩和ケアチームによって行われています。外来でも、また在宅医療でも行われます（79、80ページ）。

心身の苦痛と「全人的ケア」

緩和ケアでは、患者さんやその家族の苦痛を、次の4種の痛みの総体としてとらえています。

①身体的苦痛
痛み、息苦しさ、だるさ、動けないことなど。

②精神的苦痛
不安、抑うつ状態、恐れ、怒り、孤独感など。

③社会的苦痛
仕事上の問題、人間関係、経済的な問題など。

④スピリチュアルペイン（霊的苦痛）
人生の意味、罪の意識、苦しみの意味、死の恐怖、

価値観の変化、死生観に対する悩みなど。
これら4つの痛みが、その人の苦痛を形づくっている——。これがトータルペイン（全人的苦痛）という考え方です（15ページ）。全人的苦痛には、心身へのトータルなケア（全人的ケア）が必要となります。

緩和ケアは、病気の段階や病状を問わず、患者さんとその家族の苦痛に対して全人的ケアを行い、生活の質（QOL《キューオーエル》）を改善するものなのです。

※1 厚生労働省緩和ケア推進検討会による。

●緩和ケアと終末期ケアのちがい

緩和ケア	病気の段階、病状を問わず、心身の苦痛を和らげるためのケア。がんと診断されたときから行われるべきもの。※2 もちろん、積極的治療をやめたあとにも重要なケアとなる。
ターミナルケア	終末期（ターミナル期）に行われるケア。医療者は、人が死に向かっていく過程を理解したうえで、医療のみでなく人間的な対応をすることを大切にする。
ホスピスケア	死にゆく人への全人的ケア。「ホスピス」は緩和ケアを行う医療施設だが、終末期のケアという意味あいが強い。

※2 ただし「緩和ケア病棟」といったときには積極的治療よりも心身の苦痛緩和を重視した入院病棟を指す場合が多い。

●緩和ケアの考え方

がんの治療と緩和ケアの関係

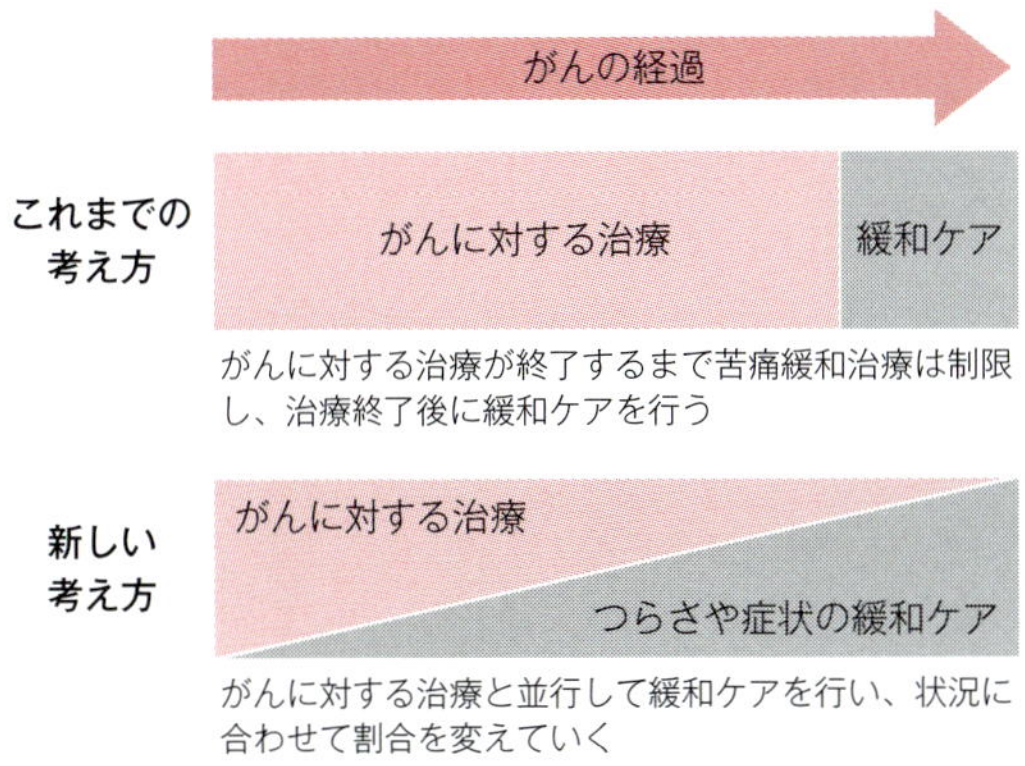
がんの経過
これまでの考え方
がんに対する治療
緩和ケア
がんに対する治療が終了するまで苦痛緩和治療は制限し、治療終了後に緩和ケアを行う
新しい考え方
がんに対する治療
つらさや症状の緩和ケア
がんに対する治療と並行して緩和ケアを行い、状況に合わせて割合を変えていく

［出典］世界保健機関 編，武田文和 訳『がんの痛みからの解放とパリアティブ・ケア：がん患者の生命へのよき支援のために』金原出版，1993年

基礎知識3

大切なのはＱ《キュー》Ｏ《オー》Ｌ《エル》（生活の質）

自分らしくすごすために必要な
心と体、生活全般のクオリティ。

ＱＯＬとは

「ＱＯＬ（Quality of Life：クオリティ・オブ・ライフ）」とは、どんな意味でしょうか。

「生活の質」（あるいは「生命の質」）と訳されますが、これはその人の精神の状態や、身体の状態、社会的・経済的な状況など、すべてをふくめた生活の質を意味しています。

がんは生活全体に大きな変化をもたらす病気です。さまざまな苦痛により、それまで当たり前にできていたことができなくなったり、保たれていたことがくずれてしまうケースも多いと思います。そうしたなかで、その人が自分らしいと思える、納得のいく生活の質の維持をめざすというのが「ＱＯＬ」の考え方です。

ＱＯＬはあくまでもその人本人の人生観、価値観によってとらえられるもの。他者からは、なかなか評価しづらいものです。

がんと向きあうとき、何を優先させるかは人それぞれ。治療法を選択する際にも、治療効果だけでなく、その方法をとることで自分らしい人生・生活がどれだけ保てるかを考慮することも大切でしょう。

心と体の苦痛がＱＯＬを下げる

がんになった人の多くは、病気の経過にともなってさまざまな身体的苦痛（痛みや吐き気など）を体験するといわれます。そして体の痛みが、不安や恐れ、疑惑、抑うつなどといった心の痛みを招いているケースも多いのです。また、心の痛みが体の痛みを、より不快なものに感じさせている可能性もあります。

心と体のはたらきは深く結びついていて、互いに影響しあっています。心の混乱は、体に何かしらの変調をまねき、体の変調は、心にもかげりを落とすものです。

　緩和ケアは、そうした[※1]心と体の苦痛（全人的苦痛《トータルペイン》＝左図）を総合的にケアし、ＱＯＬを向上させる医療です。がんと診断されたときから、そしてたとえ終末期でも、その人がその人らしくすごせるように、心身の苦痛をできるかぎり取り除くことが必要とされているのです。

※1　ＷＨＯ（世界保健機関）の定義による。

●トータルペイン（全人的苦痛）

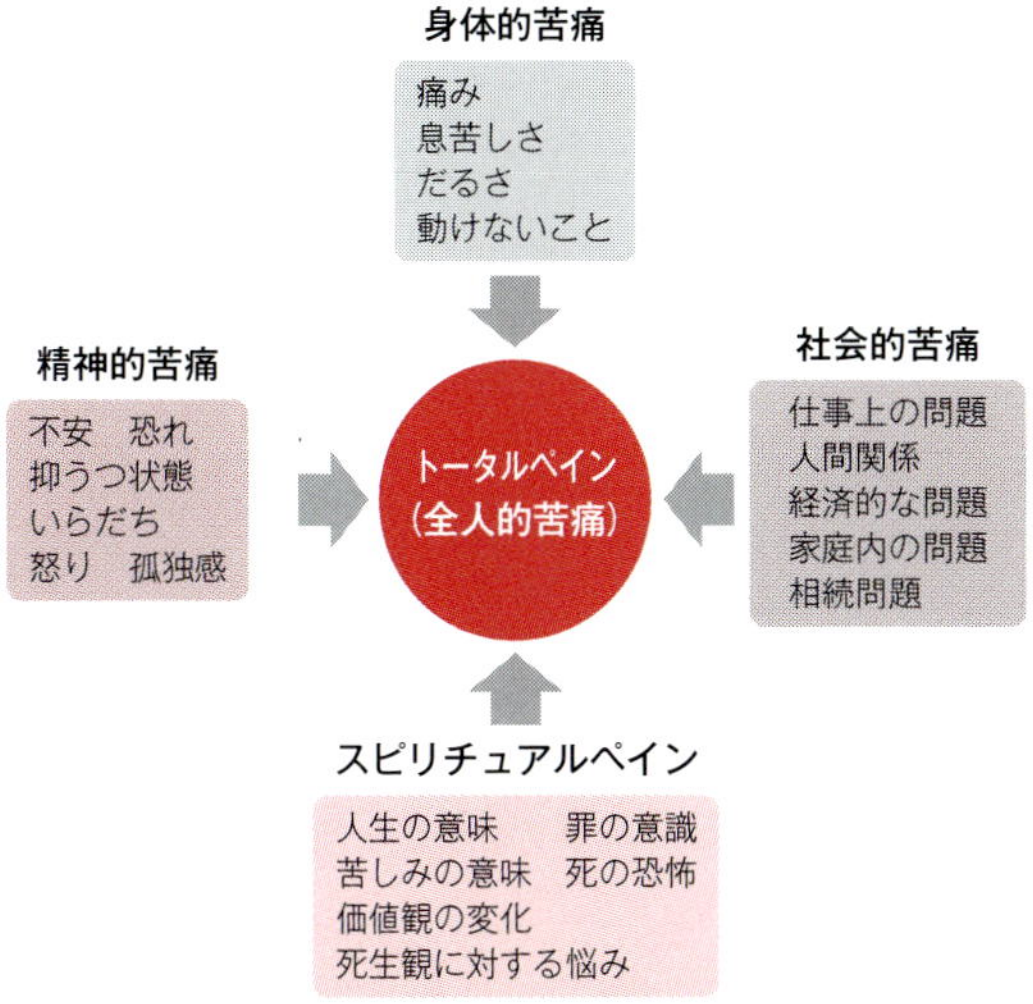

がん患者の苦痛とは身体の苦痛ばかりでなく、精神的苦痛や社会的苦痛、人生の意味に関する悩みなどによる「全人的苦痛」である。緩和ケアはそれを総合的にケアし、生活の質（ＱＯＬ）を上げるための「全人的ケア」となる。

※シシリー・ソンダースの提唱した理念「Total Pain」に基づく。

基礎知識4

医療用麻薬はけっしてこわくない

国際的にも使用が推奨されている。がまんせず、積極的な除痛を。

「麻薬中毒になる」「最後の手段」は誤解

がんによる痛みのコントロール（除痛）には、医療用麻薬（モルヒネ、フェンタニル、オキシコドンなどの麻薬系鎮痛薬）がとてもよく効きます。誤解が多いのですが、医療用麻薬は痛みの強さに応じて、いつからでも使用できる薬で、終末期だけに用いられるものではありません。

日本では2000年ごろまで、医療用麻薬の使用には消極的でした。いまでもまだ、「麻薬中毒になる」「最後に使う薬で、投与されたら死ぬ」といった誤解から、患者自身や家族が使用をためらうケースがみられます。

しかし、中等度から強度の痛みに対して適正な量を用いるかぎり、中毒（薬物依存）になることはありません（78ページ）。いまでは鎮痛薬としての安全な使用法が開発され、効果的な手段として国際的にも重要性が認められています。

痛みはQOL（生活の質）を大きく下げます。また、身体的苦痛（がん疼痛《とうつう》※1など）の緩和が十分に行われないと、痛みが痛みをまねき、さらに強い痛みとなるといった悪循環をおこしかねません。痛みの段階に応じて、適切な鎮痛薬を使い、必要であれば医療用麻薬も用いて、積極的に痛みを取り除いていくことが大切なのです。

※1 「がん疼痛」とは、がん自体による体の痛みをいう。手術後痛など、がん以外の原因による痛みは「非がん性疼痛」とよばれる。
非がん性の痛みもふくめて、がん患者の痛みすべてが「がん疼痛」とよばれる場合もあるが、本書では「がん自体による痛み」の意味で使用する。

第1章
さまざまなこころの苦痛と、その相談

がんを告知されたときから、
あるいは検査を受けたときから、
あなたの心は不安でいっぱいだったかもしれません。
いまでも、自分をはげますのがむずかしい日があるかもしれません。
でも、自分を見捨てずに、希望を見つけることを
あきらめずにいましょう。
自分の状態を少し落ち着いて見てみましょう。

1 心の苦痛を測る、伝える

がんという病気になると、多くの人が心に苦痛を抱えます。その質や程度はさまざまですが、サポートしてくれる人も周囲にはいます。つらさを人に伝えてください。

不安や落ちこみは「弱さ」ではなく「自然な反応」

がんだとわかってから、あるいは再発がわかってから、心が不安や恐れでいっぱいになってしまう人は多く、それで生活に支障が出る人も少なくありません。不安や不満からイライラしがちになって、周囲と衝突をくり返す場合もあります。

がんに罹患《りかん》した人の不安や恐れ、現実を否定したくなる気もちは、とくに心が弱いから生じるというものでもなく、自然な心の反応として多くの人にあらわれるものです。できればひとりで抱えこまずに、周囲の人に相談してみてください。[※1]

自分の気もちを言葉で表現するのは、なかなかむずかしいかもしれませんが、たとえば左ページの「心の苦痛のサイン」のなかに当てはまる言葉があるでしょうか。いくつか当てはまる人は、家族や担当医、看護師などに相談してみてください。こうした状態なのだと話すだけでも落ち着くことがあります。また、「一日の大半が憂うつで、落ちこむ」または「ほとんどのことに興味がもてない、いつも楽しんでいたことが楽しめない」状態が2週間以上続くときは、「うつ病」や「適応障害」といってケアが必要な状態にあることが多いので、なるべく早めに担当医や看護師に相談しましょう。20ページの「つらさと支障の寒暖計」も参考にしてください。

※1 約2週間たっても不安や落ちこみなどの状態が軽くならない場合は、専門家のケアが必要。本来の自分らしくない精神状態ですごすと、治療に差しさわりが出るほか、楽しめるはずのことが楽しめないなど生活の質が大きく下がってしまう。本人の苦痛が強い場合は、家族など周囲の人の苦しみも大きい。

●気分にあらわれる「心の苦痛」のサイン

・一日の大半が憂うつで、落ちこむ
・いつも楽しんでいたことが楽しめない。ほとんどのことに興味がもてない
・心配事が頭からはなれない
・リラックスできない、いつも緊張している
・イライラがおさえられない
・自分のことを価値がないと感じる
・「自分のせいで○○になってしまった」
「自分はどうして○○しなかったのか」
などと自分を責めている
・考えることや、集中することができない
・ふだんできていた日常のことができない、
日常の物事が決められない
・死ぬことを考えている

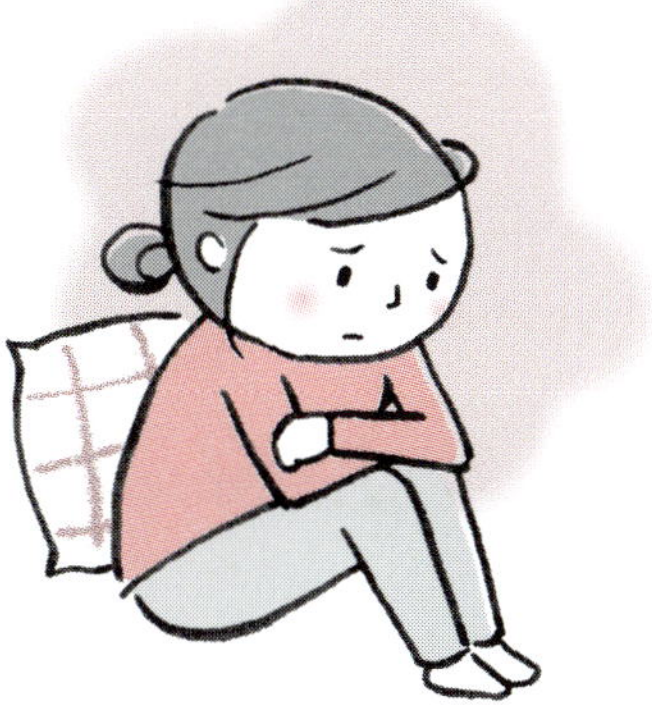

●体にあらわれる「心の苦痛」のサイン

・体重が5％以上へった（例：体重65kgから61kgにへった）
・食欲がない状態が続く
・眠れない
・そわそわして落ち着かない
・話し方や動作がおそくなった
（以下は、治療の副作用や病気の症状とは別に）
・気力がなくなるなど、疲れている状態が毎日続く
・吐き気がする
・とつぜん、息苦しくなる
・めまいや動悸《どうき》がする

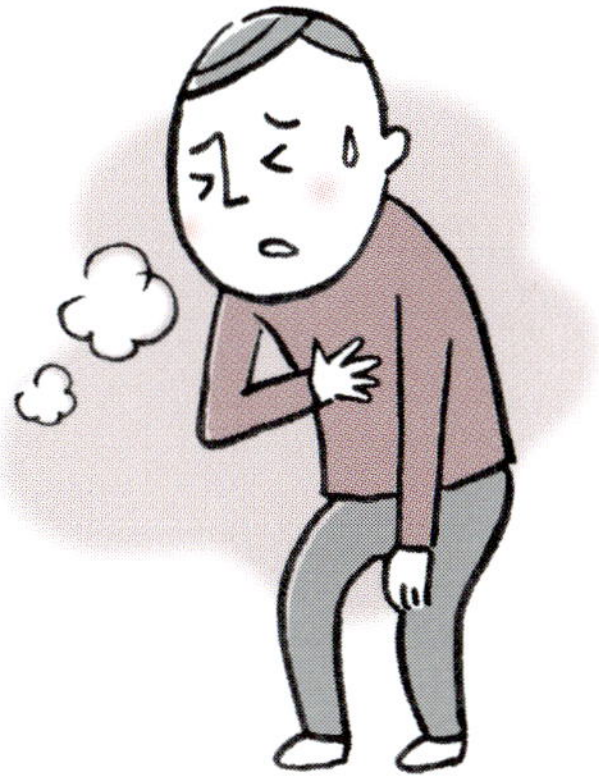

●つらさと支障の寒暖計

病気になると、時にその病気のことや個人的な問題で気持ちがつらくなることがあるかもしれません。

① この1週間の気もちのつらさを平均して、寒暖計の中の最もあてはまる数字に○をつけてください。
0が「つらさはない」で、数字が大きくなるにつれてつらさの程度も強くなり、10は「最高につらい」を表しています。

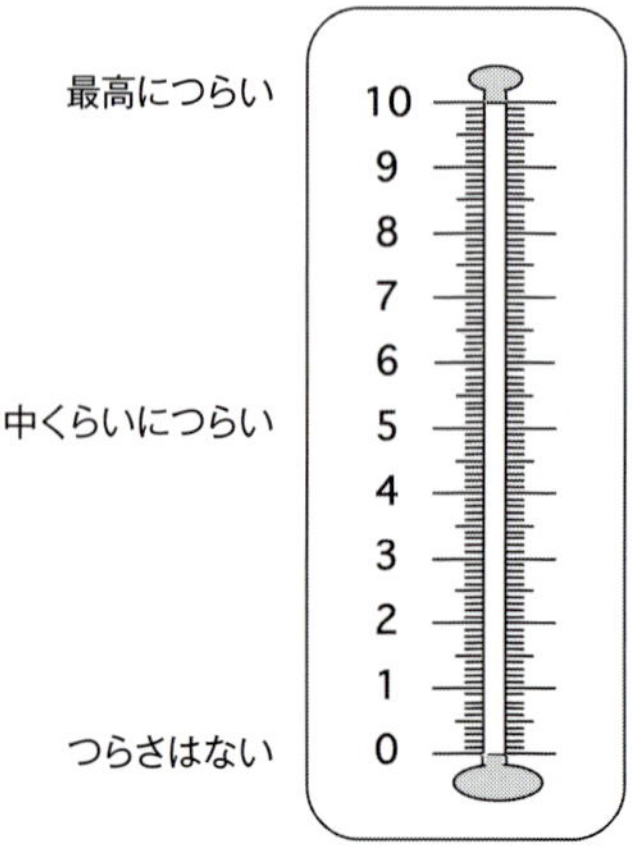

② その気もちのつらさのために、この1週間どの程度、日常生活に支障がありましたか？
下の寒暖計の中の最もあてはまる数字に○をつけてください。

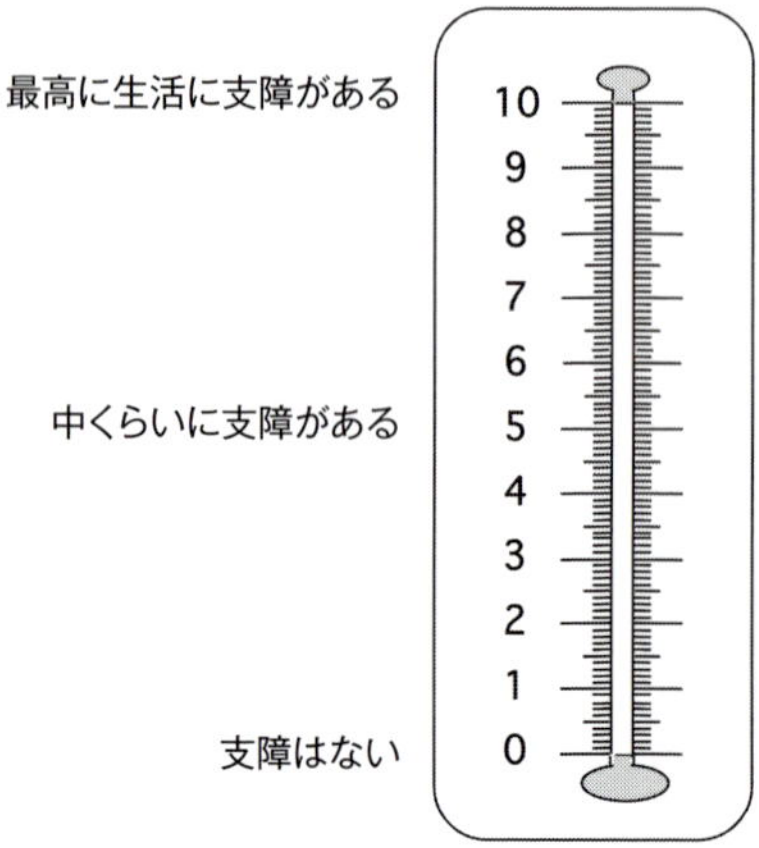

「気持ちのつらさ」が4点以上、かつ右側の「支障」が3点以上の場合、「うつ病」または「適応障害」の可能性があります。
ただし、がん告知や再発の告知などの悪い知らせの直後は、だれでも点数が高くなります。あくまでもひとつの目安ですが、2週間ほどで落ち着いてくる人が多いです。
悪い知らせの後、約2週間がたっても点数が高い場合は、心のケアの専門家（58ページ）に相談するとよいでしょう。

なぜ心の苦痛に対処する必要があるのか

心に苦痛を抱えていても、そんなことで助けを求める必要などない、と思う人もいるでしょう。しかし、とくに「**適応障害**」や「**うつ病**」といった強い心の苦痛がある場合は、早くケアを受ける必要があります。

なぜなら、強い心の苦痛は自分らしい正常な判断力を損なうため、治療に差しさわります。心の苦痛が強くなると、ほとんどのことに興味がなくなり、本来の気ちとは裏腹に、治療や療養に対してなげやりな姿勢になってしまいます。※1

また、家族など身近な人が苦痛を感じることも多くなります。身近に接している人々は、本人が何かつらい状態にいることは漠然とわかります。夜、眠れていないのを知っていたり、本来のあなたでないことを悲しんでいたりします。あなたがそのことを率直に話すことで、周囲の人と一緒に問題に取り組むことができます。

そして、何よりあなた本人がつらいということです。「うつ病」や「適応障害」を経験したがん患者さんからは「体験を振り返るととてもつらかった」という声が多く、まだ化学療法の副作用のほうがましだという声もあります。※2 そうした苦痛は、ときに体の痛みを引きおこしたり、もとからあった体のつらさを増強したりすることもあります（84ページ）。

心の苦痛には有効な治療法があることも知っておいてください。心のケアの専門家は、患者さんひとりひとりに合わせたカウンセリングや、副作用の少ない薬物療法といった治療法に通じており、みなさんの助けになるはずです。心のケアに関し

※1　精神症状があると自殺率が高まるという統計もある。自殺しようとして周囲の人に阻止され、のちに精神症状が治ってから振り返ると、止めてもらってよかったと語る人もいる。

※2　大西秀樹著『女性のがん心のケア』土屋書店（2013年）より。

て担当医や看護師に相談しにくかったり、周囲の人にも相談できない場合は、患者会や、がん相談支援センター[※3]に相談するという方法（44ページ）もあります。

あなたは、あなた自身の専門家

多くのがん患者さんが心に苦痛を抱えていますが、その程度や内容はさまざまです。告知による衝撃、手術前の不安など、状況によるちがいもあれば、本人の体力や心の余裕、療養の支えとなるものの有無によってもちがってきます。個々人の心の状態や、苦痛による心身への影響は、検査で客観的にわかるものではなく、本人がうったえなければ医師にも見立てがむずかしいものです。

その一例として、左の表のような調査結果があります。担当医は患者さんの抑うつの程度を実際より低く見積もりがちだというものです。この調査によると、患者さんに重い抑うつがある場合でも、担当医が「軽い抑うつ状態」とみていた割合が38％、「抑うつ状態でない」とみていた割合が49％もありました。また、「不眠」の程度も、担当医は実際より少なく見積もりがちだという調査結果があります。

あなたの苦痛については、あなたが専門家です。自分のつらさを伝え、医師や看護師と対話を重ねて、共によい方法を探しましょう。そして担当医や精神腫瘍医[※4]・精神科医は、治療に関する専門家です。頼れるところは頼りましょう。抑うつや不眠のケアでは、おもにカウンセリング（精神療法）が行われます（64ページ）。

※3〔がん相談支援センター〕
全国の都道府県にある「がん診療連携拠点《れんけいきょてん》病院」などに設置されている相談窓口。電話でも相談できる。がん専門相談員としての研修を修了したスタッフが、信頼できる情報に基づいて、がんの治療や療養生活全般の質問や相談に対応している（くわしくは44ページ）。

※4〔精神腫瘍医〕
がん患者さんとその家族を専門に、心のケアを行う医師（精神科医・心療内科医が担当する）。くわしくは60ページ。

●がん患者の抑うつの程度と担当医による評価の一致率（%）

調査対象：1109人

担当医による抑うつの評価	患者の抑うつの程度		
	なし	軽い	重い
なし	79%	61%	49%
軽い	18%	33%	38%
重い	3%	6%	13%

Passik et al., Journal of Clinical Oncology16 (4), 1998

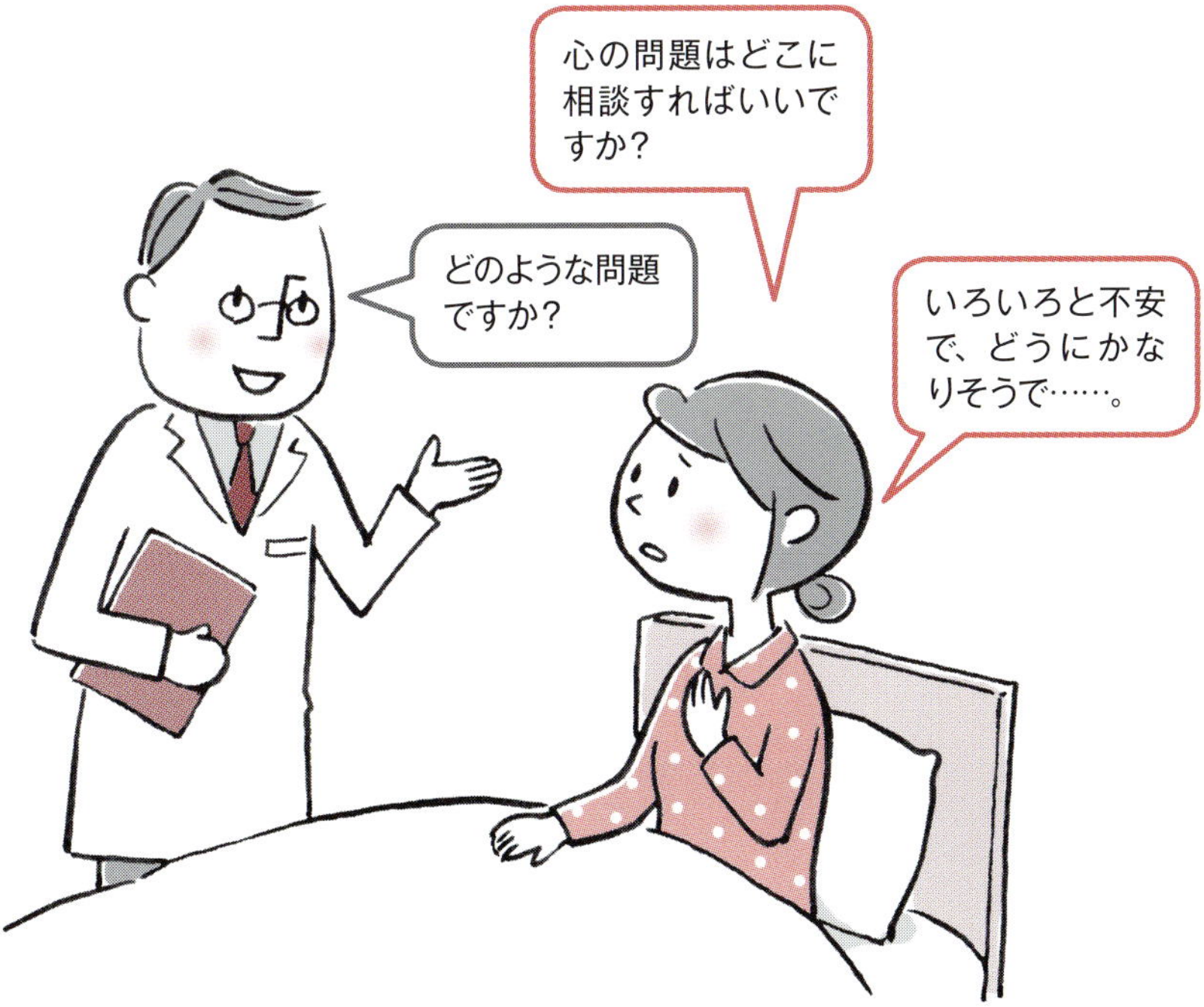
心の問題はどこに相談すればいいですか？
どのような問題ですか？
いろいろと不安で、どうにかなりそうで……。

2 がんの経過と、心の危機が生じやすい時期

心の状態は、治療の経過や病状の変化によっても変わっていくものです。ここでは、とくに心の危機に陥りやすい時期について見てみましょう。

とくに注意が必要な時期

◎がん告知・病状告知のあと

がんであることを医師から告げられたとき、多くの人は大きな衝撃を受けます。なぜ自分なのかという怒り、不安や恐ろしさ……。ただ、このときの動揺や落ちこみは自然な心の反応で、多くの場合は2週間をひとつの目安として、次第にもとの状態まで回復していくことがわかっています。逆に、2週間以上たっても回復せず、生活に支障のあるほどの不安や落ちこみがある人は、医療者の助けが必要です。

告知の衝撃で、医師の説明がうまく聞きとれなかったり、聞いたつもりが理解できていなかったりして、それが新たなストレスを生むケースも見られます。できれば後日改めて、親しい人と共に、メモをとりながら話を聞くようにしましょう。[※1]

がんについて調べてみる（「問題」をよく知る）のもひとつの方法です。がんに関する本や国立がん研究センターのウェブサイト[※2]で知識を得ることができます。医師の説明を聞くときにも、ある程度の知識があったほうが、うまく聞き取ることができます。

※1 53ページ「医療者とのコミュニケーション」参照。

※2 〈国立がん研究センターのウェブサイト「がん情報サービス」〉 https://ganjoho.jp/
各種がんの解説や、エビデンス（調査・研究等に裏打ちされた証拠）に基づいた治療法の情報、療養生活に役立つ情報などが掲載されている。

◎治療の選択をするとき

たとえば「手術か放射線療法か」といったように、同効果の治療法から選択を求められることがあります。その際、説明や理解が不十分なままだと、治療法を決めかね、精神的に追いこまれていくケースもみられます。わからないことは53ページの方法なども参考にして確認し、納得のうえで選択したいものです。

治療方針がベストなのかどうかを確かめるため、**セカンドオピニオン**[※3]を聞きたいと思っても、担当医に言い出せないというケースもみられます。しかし、患者の当然の権利ですから、担当医も承知するはずです。遠慮する必要はないのです。

◎退院／通院治療の開始時

入院治療が終了して、自宅で経過観察、または通院治療を開始するときです。病気や治療の先行きなど、気がかりなことは多いでしょう（経済的・社会的な問題については、32ページで相談先などを紹介しています）。

通院による治療が始まると、告知を受けたとき以上に落ちこむ場合があります。体力の低下を痛感したり、副作用の心配や転移・再発への恐れ、入院中とちがって医師や看護師にすぐ相談できない不安などが、大きなストレスになると考えられます。入院時とは担当医が変わるため、とまどう人もいます。親しい人との時間をもつこと、医師や同病者とのコミュニケーション、趣味をもつことなどが、気もちを立て直すのにプラスになります。

◎転移・再発（再告知）のあと

治療後の経過観察や術後補助療法を続けている過程で、あるいは治療を終えてだ

※３〔セカンドオピニオン〕
診断結果や治療法についての、担当医以外の医師による意見。54ページ参照。

いぶ時間がたった段階で、がんの転移・再発が見つかることがあります。再発告知は多くの人にとって、初回のがん告知以上に大きな衝撃です。精神的なケアも視野に入れ、治療や療養に関して自分らしい選択ができるようにしたいものです。

●がんの経過と、代表的な心の問題

検診

↓

精密検査
- がんだったらどうしようという不安

↓

診断・がん告知
- 大きな衝撃　・不安　・恐ろしさ
- 怒り「なぜ自分なのか」
- 「何かのまちがいでは……」
- 周囲の人に病気のことをどう伝えるかという悩み

↓

治療法を選ぶ
- 医師の説明に納得できないストレス
- どう選べばよいかわからないストレス
- 治療費など生活上の問題
- 仕事や家事などへの影響を考え、調整するストレス

↓

入院治療
- 治療開始前の不安
- 手術後痛や副作用がある場合は、それに起因する抑うつ、不眠

↓

退院・通院治療
- 病気の先行きに対する不安
- 副作用の心配
- 体力の低下による落ちこみ
- 生活上の心配
- 在宅では医師にすぐ相談できないという心配
- 担当医が変わることによる動揺
- 再発や転移への恐れ

↓

経過観察

↓（点線）

再発・転移
- 大きな衝撃　・不安　・恐ろしさ
- 療養場所の問題
- 積極的治療を続けるかどうか

↓

療養

（→80、103、136、140ページ）など

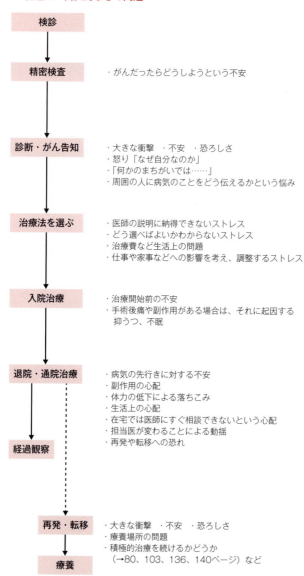

余命の不安とACP（アドバンス・ケア・プランニング）

　現代では、がんの多くは死と直結した病気ではなくなりましたが、それでも難治性のがんや再発の告知を受ける際には、余命の意味がとても重く迫ってきます。余命を知って、限りある人生をできるだけ有意義にすごそうと考える人もいれば、聞きたくない、信じたくないという人もいます。

　知りたくないと思う人にとっては、そのことを受け入れるには、時間がかかります。ひとりで抱えこむよりは、親しい人と話したり、医療者やソーシャルワーカーなどと話しあうほうが、心を落ち着けるためにはよいと思われます。

　人によってはつらい作業になるかもしれませんが、残された時間に向きあうことで、貴重な時間を自分自身にとってほんとうにしたいこと、自分なりに大切にしていきたいことに費やすことが可能となりますし、心残りをへらすことができるかもしれません。

＊　＊

　現代の医療では、治療法や療養の形にいくつもの選択肢があり、それを患者さん自身が選ぶことができます。しかし、とくに積極的治療をやめたあとの療養のしかたについては、実際にそれを選ぶ段階になると本人の体力や気力が衰えていることが多く、不本意な選択しかできないケースがよく見られます。

　そのなかにあって、前もって余命を知るがん患者さんは、残された時間の有効なすごし方についてよく考えたり、計画したり、周囲に相談したりする時間ができる、ともいえます。

　この、残された時間を自分らしくすごすために、療養場所や延命治療などについての自分なりの方針を周囲と話しあうことを「アドバンス・ケア・プランニング（ＡＣＰ）」といいます。患者さんはもちろん、医師や看護師にとっても、患者さんに適切な情報を伝えながらその意思決定を支えることは、ひとつの使命となっています。

　ぜひ、医師や看護師と話しあいながら、自分なりの方針を決めていってください。そして、親しい人にも伝えておきましょう。療養場所ひとつとっても、自分らしいすごし方が許される施設があるか、どれくらいの期間待てば入所できるかなど、事前に調べておくからこそ叶えられる希望もあります。また、自分の力で決定できなくなったときに代理人になる人を決めておくのも、大切なことです。

　誰にとっても限りある人生ですが、周囲の人や専門家の力を借りて、大切にすごしていきましょう。

case A

Aさん〈40歳代・女性〉

告知のショックから立ち直った例

旅行会社に勤めるAさん。夫と共働きで、2人の子どもも手がかからなくなり、これからは仕事や趣味にいっそう打ちこめると思っていた矢先、乳がん検診で左乳房の腫瘤《しゅりゅう》を指摘されました。すぐに精密検査を受けたところ、診断は乳がん。リンパ節転移を認め、手術（乳房全摘術《にゅうぼうぜんてきじゅつ》とリンパ節郭清《かくせい》）と術後の放射線療法、術前術後の化学療法、その後5年間のホルモン療法を行う必要があると告げられたのです。

告知から1週間ほどは**衝撃に圧倒され**、何をどう受けとめればよいのかわからず、**記憶もどこかあいまい**に。同年代の女性を目にするたび、「なんでわたしなんだ」と怒りにも似た感情がわき、やりきれなくなりました。

職場の上司とはこれまで衝突もありましたが、告知から2週間ほどたって病気のことを正直に伝えたところ、さっそく**社内制度**上の事務手続きを開始。そして「とにかく治療に専念し、元気に戻ってきてほしい」――。家族は「みんなで協力していこう」と優しい気づかいをみせ、親友は愚痴にも弱音にもだまって耳をかたむけてくれました。

「自分は、周囲の人々に支えられている」と実感できると、病気に立ち向かう勇気が少しずつめばえてきました。術前の化学療法が始まり、吐き気の苦しみや脱毛によるボディ・イメージの変化にショックを受けたり、効果判定の結果を聞く際には不安がつのりますが、「まだ病気に負けられない」と自分を奮いたたせながら治療を続けています。

● **告知の衝撃** ↓36ページ

▼ **休職や時短勤務が就業規則の範囲内でどれだけ可能か、賃金に変更があるかなど、上司と人事担当者に相談して調整します。**（↓33ページ　仕事上の問題）

case B

告知のショックに耐えられず、専門的ケアを利用した例

Bさん〈50歳代・女性〉

もともと心配性で、変化に対する適応に時間がかかるタイプのBさん。肺がんが見つかり化学療法を提示されたときは、現実を受けとめきれず、「この先つらいことしか待っていない」「自分はもうおしまいだ」と思うようになり、夜も眠れず、気力も失せ、食欲も落ち、「いっそ死んでしまいたい」という希死念慮《きしねんりょ》まで生じました。

　2週間後の外来受診の際、担当医は、この心理状態では治療に耐えられそうにないと判断。**精神腫瘍科**《せいしんしゅようか》での受診を勧め、「つらさ」が少しでも和らぐならと、Bさんも承諾しました。

　精神腫瘍科では話をじっくり聞いてもらい、必要以上に悲観的になっているBさんの考え方について、ほんとうにそうなのかをいっしょに検討したうえで、医師が「そこまで極端に悲観しなくても大丈夫」と保証してくれました。少し元気を取り戻すために**薬物療法**も始められ、心の苦痛は徐々に軽減し、がん治療に取り組めるようになりました。

● 精神腫瘍科　↓60ページ
● 薬物療法　↓67ページ

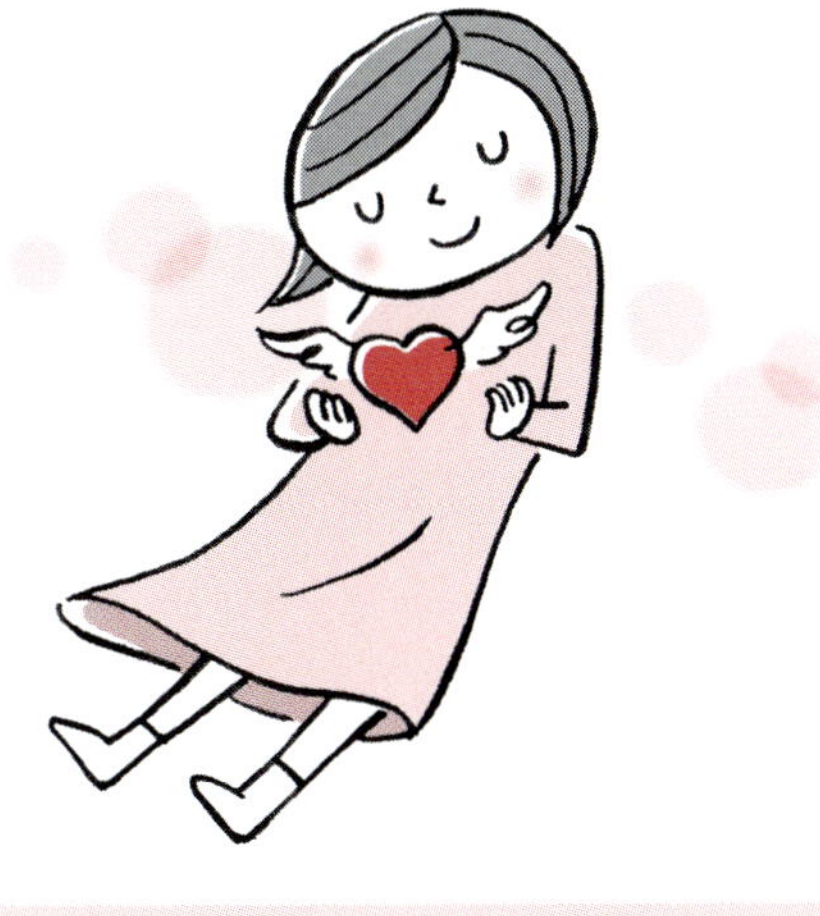

case C

Cさん〈60歳代・男性〉

化学療法への恐れと体のつらさが心に影響した例

夫婦で青果店を営むCさん。若いころから身体症状に過敏で、熱っぽい、お腹をこわしたといった、ちょっとした不調でも耐えられず仕事に支障をきたします。40歳のとき、実の父親を肺がんで亡くしたのですが、化学療法を受けていた父は**吐き気**で苦しみ、その姿が強烈な印象として残りました。

そんなCさんが60歳代で進行肺がんと診断され、医師は化学療法を提示。「父の苦しみ」がよみがえりましたが、病状が進行したらもっと大きな苦しみにおそわれる……。悩んだ末、化学療法を受けることにしたのです。

面倒な患者だと思われると診てもらえなくなるかもしれないという懸念もあり、担当医には自分の「恐れ」をなかなか言い出せません。医療も進歩しているし、「自分は大丈夫」と淡い期待をもって化学療法を開始した翌日、吐き気におそわれ、それから4日間続きました。「やっぱり……」という落胆の一方で、やめたら死が待っていると考えると、もうどうしてよいかわかりません。

ひどく落ちこんだ様子を気にかけた看護師に、Cさんはつらい胸の内を吐露《とろ》。それを伝え聞いた担当医はCさんの吐き気に対する懸念を十分にくみとり、「**制吐剤**《せいとざい》（吐き気止め）をうまく使えば、副作用は楽になるはず」とていねいに説明してくれました。

自分の悩みを担当医や看護師が共有・理解してくれたことで気もちはとても楽になり、実際に2サイクル目の化学療法では制吐剤の調整で吐き気はかなり軽減され、治療を続けて病気とつきあっていこうという意欲がめばえてきたのです。

● **吐き気** →90ページ
● **吐き気と制吐剤** →90、112ページ
● **体のつらさに対する緩和ケア** →76ページ

case D

Dさん〔50歳代・女性〕

孤独感を感じ、患者会を訪れた例

大腸がん多《た》発《はつ》肝《かん》転《てん》移《い》（根治不能）と診断されたDさんは、空しさにおそわれました。数年後には自分はいない、この人生はなんだったのだろう……。

周囲にばかり気をつかい、子どものころから自分をおさえて生きてきたDさん。結婚後は専業主婦となり、家事と子育てに明け暮れました。夫は家庭をかえりみず、病気への気づかいもみられません。やりきれず、夫や、両親にまで怒りがわいてくるのです。

孤独に耐えられず**患者会**に参加してみると、「自分らしく精一杯生きている」と語る人たちに出会いました。「精一杯生きるってどういうこと？」という問いに答えは出ませんが、患者どうし支えあうなかでDさんの**孤独感**は和らいできたのです。

その後、娘が気もちをわかってくれて、支えてくれるようになりました。死への恐怖はぬぐいきれないけれど、いまは自分自身を充たしていこうと、ずっとやってみたかった陶芸の世界を深めています。

● 患者会 → 56ページ
● 孤独感 → 120ページ

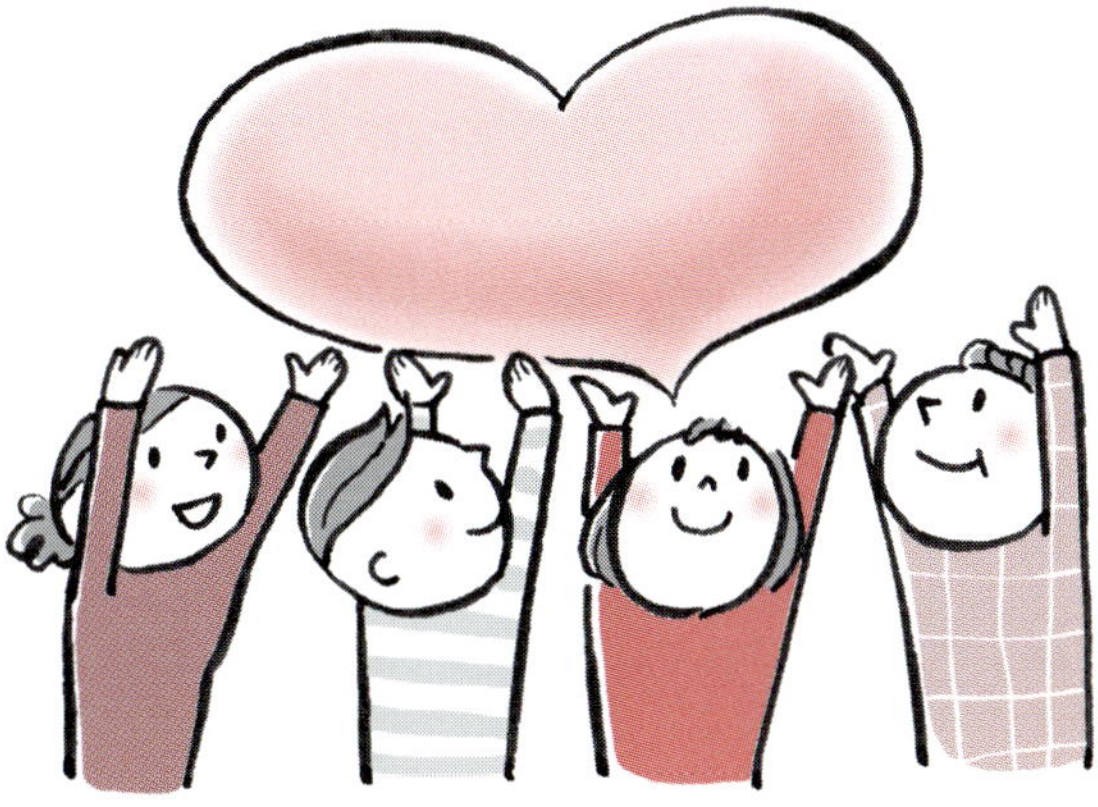

3 経済的な問題、社会との関係

がん患者のストレスは、精神的なものばかりではありません。経済的な問題、社会的な問題が大きなストレスとなってしまうこともあります。

精神的な原因による問題ではなくても相談を

「心の危機」は、さまざまな強いストレスによって引きおこされます。患者さんにストレスを与えるものは、がんという病気への不安や悲しみ、孤独感といった心の問題のほかに、経済的なことや就労、療養場所などの社会的な問題もあります。社会・経済的なストレスに対処するには、さまざまな公的制度や職場の制度、社会サービスなどを利用することと、それらの相談をする相手がいることが大切です。

◎経済的な問題

がんの治療・療養は長期にわたることが多く、医療費は、公的医療保険を使っても高額になるでしょう。保険外では入院食費、差額ベッド代、通院のための交通費などもかかります。経済的問題についてはできるだけ早く、がん相談支援センター（34、44ページ）や病院の相談室[※1]（ソーシャルワーカー[※2]）、医事課などに相談し、公的助成・支援の制度（高額療養費制度など[※3]）も活用しましょう。

◎療養場所、療養生活の問題

退院後、どこで療養するか、どういう生活になるかという心配は、まず担当医や看護師、病院の相談室に相談しましょう。今後おこりうる症状、在宅療養で必要な

※1〔病院の相談室〕
ソーシャルワーカーや看護師がいて、治療費の問題や退院後の生活など、さまざまな相談にのる場所のこと（34ページ参照）。

※2〔ソーシャルワーカー〕
経済的問題や生活全般、医療者との間の問題などについて、患者さんと家族の相談にのる専門家。病院に勤務する者は、医療ソーシャルワーカー、メディカルソーシャルワーカー（MSW）ともよばれる。社会福祉士、精神保健福祉士の国家資格をもつ者が多い。

※3
病院の相談室など、経済的・社会的な問題の相談先と知っておきたい制度については34ページも参照。

物品やサポートについて相談し、療養する地域の支援制度なども確認しましょう。

もし、積極的治療をやめたあとのことが気がかりになったら、担当医や看護師、病院の相談室、地域包括《ほうかつ》支援《しえん》センター[※4]に相談しましょう。施設入所を希望する場合は、施設ごとに特色があるので、自分に合う場所を見つけることが大切です。空き待ちになる場合が多いので、早めに情報を集めておくとよいでしょう。

◎外見の問題

脱毛や皮膚・爪の変色など、外見の変化が心の苦痛になることがあります。まずは看護師に相談してみましょう。最近は多くの病院で外見支援を行っています。また、外見の問題を相談できるがん相談支援センター（34、44ページ）も増えてきています。[※5]

◎仕事上の問題

治療しながら働く場合は、体調や通院の都合を考慮してもらうため、職場との密な連絡や交渉が必要になります。キーとなる人物には自分の情報を開示して、協力してもらう必要があるでしょう。重いものを持てるか、満員電車に乗れるかなど、自分にできることとできないことを把握する必要があるので、担当医にも具体的に相談しましょう。「がん情報サービス」内の、次のページなども参考になります。

- 「がんと共に働く」https://ganjoho.jp/pub/support/work/
- 「がんと仕事のＱ＆Ａ」https://ganjoho.jp/public/support/work/qa/

◎痛みや吐き気、しびれなど、体のつらさの問題

３章（75～１０８ページ）で、対処法や相談先などを紹介しています。

※３〔高額療養費制度〕　公的医療保険によって、高額になった治療費を援助する制度（34ページ参照）。

※４〔地域包括支援センター〕　地域の介護サービスの中核。市区町村の介護相談窓口から問いあわせる。保健師、ケアマネジャー、ソーシャルワーカーなどが患者さんの相談に応じ、在宅療養のために福祉・保健サービスを受ける際の調整をする（34ページ参照）。

※５「アピアランス支援センター」（国立がん研究センター中央病院内）は、がん患者さんの外見の問題の相談に応じる代表的な機関。中央病院の患者さんが対象で、個別相談は予約制。自由見学時間帯には、陳列されたウィッグ（かつら）や化粧品、エピテーゼ（人工ボディパーツ）などを手にとって見られる（販売はしていない）。

●経済的・社会的問題の相談先と、知っておきたい社会資源

[経済／療養／医療者との問題など]
◎がん相談支援センター（44ページ）

全国の「がん診療連携拠点病院」などに設置された相談室。無料で誰でも利用できる。地域のセンターの場所は「がん情報サービス」(42ページ）で検索するか「がん情報サービスサポートセンター」(0570-02-3410、03-6706-7797／平日10～15時）に問いあわせを。

[経済／療養／医療者との問題など]
◎病院の相談室

ソーシャルワーカーや看護師がいて、治療費の問題や退院後の生活など、さまざまな相談に応じる場所。比較的大きな病院には設置されていることが多い。「患者相談室」「医療福祉相談室」など病院によって名称はさまざま。

[経済的問題]
◎高額療養費制度

高額になった治療費を援助する制度。公的医療保険の窓口を通して申請する。
公的医療保険が適用される医療費の自己負担分を窓口でいったん支払ったあと、年齢や所得に応じて自己負担限度額を超えている分が払い戻される。事前に「限度額適用認定証」を申請しておくと、窓口での支払いは自己負担限度額にとどめられる。

[経済的問題]
◎医療費控除、傷病手当金など

医療費控除は、年間の医療費が10万円を超えた場合に確定申告をすることで、所得税が控除の対象となる制度。傷病手当金は、会社員や公務員が病気やけがで休職する際、健康保険組合等から支給される手当金。
ほかにも障害年金、身体障害者手帳、生活福祉資金貸付制度など、経済的な補助となる制度が利用できる場合がある。病院の相談室などに相談を。

[在宅療養の問題]
◎地域包括支援センター

在宅療養を希望する人が無料で相談できる。保健師、ケアマネジャー、ソーシャルワーカーなどが相談に応じ、福祉・介護サービス・医療者の紹介などを行う。センターについては市区町村役場に問いあわせを。

[家事、介護等の補助サービス]
◎訪問介護、送迎サービス、配食サービスなど

家事や介護などの負担をへらすことができる。サービス事業者により内容や料金が異なるので、病院の相談室などに相談してから利用するとよい。「訪問介護」は要介護認定者が対象だが、介護保険外の介護・家事代行サービス事業もある。
・**訪問介護**　ホームヘルパーを派遣する事業。日常的な調理や洗濯などの「生活援助」と入浴や排せつ介助といった「身体介護」、「通院等乗降介助」を行う。
・**送迎サービス**　通院などの交通手段として利用するサービス。介護タクシーや民間救急車がある。車椅子《いす》やストレッチャーで乗降できる。
・**配食サービス**　調理済みの食事や、半調理状態の食事の配送を行うサービス。制限食に対応する事業者もある。

第2章 こころの悩みに対する方法

がんになると、多かれ少なかれ心に苦痛を抱えるものですが、
その苦痛の質や大きさ、回復のしにくさは
人によりさまざまです。
この章では、自分でできるケアから専門家によるケアまで、
さまざまな方法について紹介します。

1 がんと心の関係でわかっていること

がん患者の心の苦痛は、病気の経過にどのような影響をもたらすのでしょうか。また、心が原因で、がんになることもあるのでしょうか。

「悪い知らせ」を受けた心の動きと、落ち着くまでの時間

がんの告知や、再発の告知といった「悪い知らせ」を受けたとき、多くの人の心は大きなショックを受けます。そして、「そんなはずはない」「何かのまちがいではないか」「なぜ自分なのか」「なぜこんな目にあうのか」という激しい気もちを体験します。こうした「衝撃」の瞬間のあとで、「動揺」の時期、ひどい落ちこみや不安に支配されてしまう時期が、しばらく続くでしょう（これは多くの人に共通する「自然な反応」です）。あくまでもひとつの目安ですが、多くの場合でおよそ2週間続きます。

そしてそれをすぎると、心はやがて、落ち着く時期をむかえます（左ページ上図のⓐ）。この時期になると心は、傷つきながらも自分の状況をなんとか受け入れ、問題に対処する態勢をつくり始めます。

問題に対処する方法は、人それぞれです。むずかしく考えないですごそうとする人、がんのメカニズムや治療法を調べることで前向きになる人、誰かと対話することで落ち着く人、ほかに打ちこめるものを見つける人など、それぞれの個性に合った方法がとられ、どれが正解・不正解ということはありません。

しかし、人によっては、この約2週間をすぎても落ちこみや不安がひどく、問題に対処するどころか、ふだんの生活を再開できない場合があります（左上図のⓑ、ⓒ）。その場合は「適応障害」や「うつ病」の可能性があるので、専門的な心のケアが必要です。まず担当医や看護師に相談し、**心のケアの専門家**（精神腫瘍《せいしんしゅよう》科《か》や心療内科、緩和ケア科などの医師）を紹介してもらうとよいでしょう（60ページ）。

●「悪い知らせ」を受けた人の心の動き

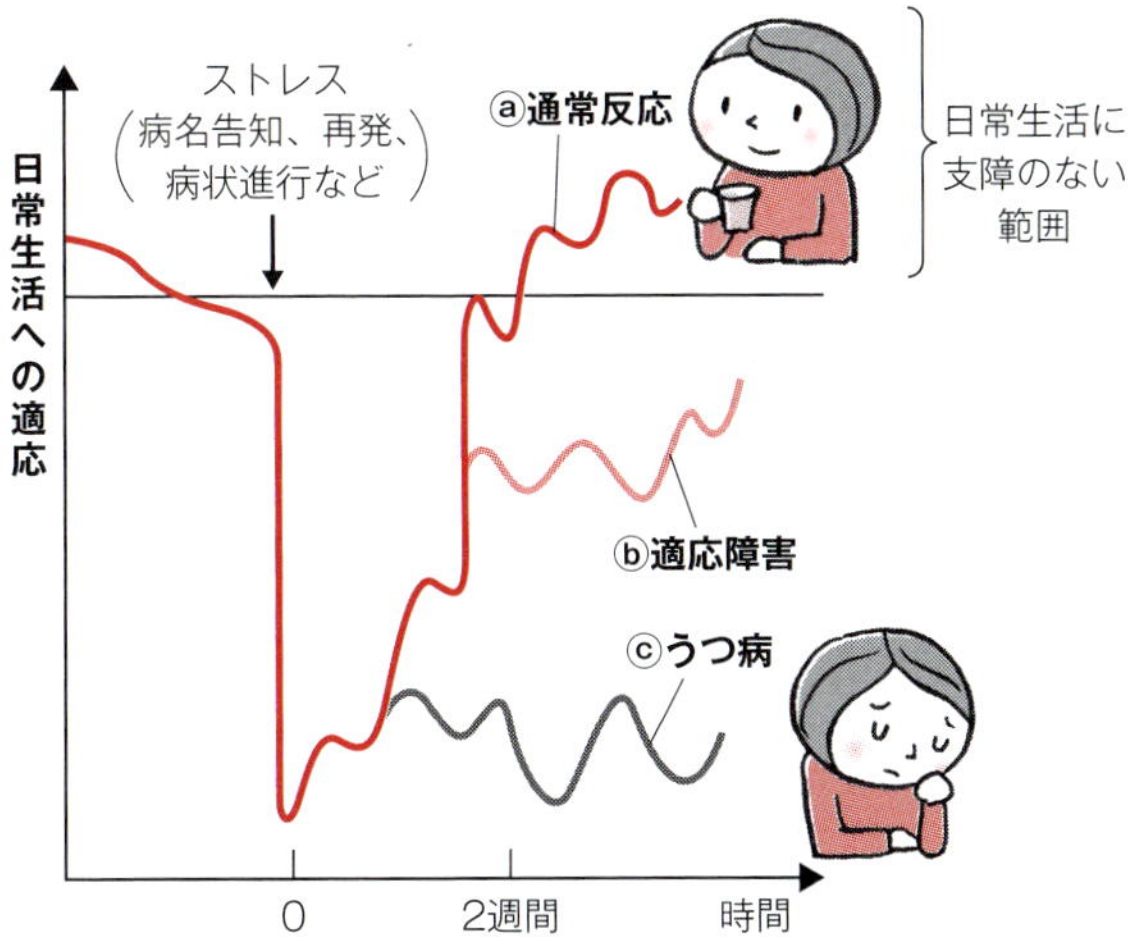

●がん患者における適応障害・うつ病の有病率

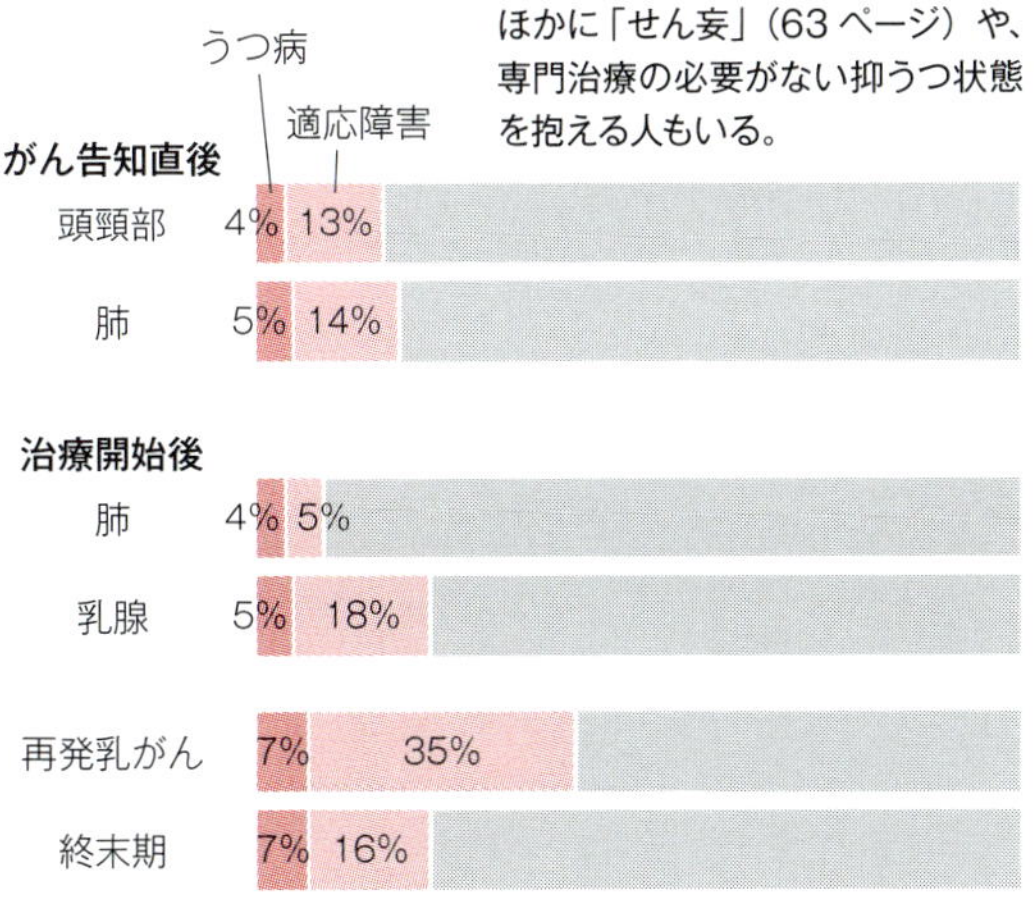

［出典］Kugaya2000;Uchitomi2000;Akechi2001;Okamura2000;Akechi2004

心や性格と、がんとの間に関係はあるのか

前ページにあるような「がんは患者の心にどういう影響を与えるか」という調査・研究は、**精神腫瘍学**[※1]（サイコオンコロジー）という学問分野で進められています。精神腫瘍学では、ほかに「心や性格、行動の傾向によって、がんにかかりやすくなるか」「心や行動の傾向が、がん罹患《りかん》後の生存期間に影響するか」などについても研究されます。

　性格の傾向ががんに与える影響については、さまざまな研究結果がありますが、総合的にみると、いまのところ、特定の「がんになりやすい性格」があるとは言えないようです。気もちをおさえこみがちな性格だったり、抑うつ的な人だったりするからといって、そのせいでがんになりやすいとは言えない、ということです。

　また、「がんに対してどのような心構えで取り組むか」によって、生存期間や再発のしやすさに影響が出るかどうかについては、いまのところ明確な答えは出ていませんが、最近の大規模な疫学研究では、影響がないことを示唆するものが多くなっています。なかなか前向きな気もちになれない人も、そのせいだけで再発しやすくなる・余命が短くなるとは言えない、ということです。また、「ストレスが多いほどがんになりやすいか」という研究もなされていますが、それも、明確な結論は出ていません。

　したがって、いままでの研究から得られる示唆としては、「がんになっても無理に前向きになろうとせず、ありのままの向きあい方でよい」というものです。つら

※1〈精神腫瘍学（サイコオンコロジー）〉
「精神医学」と「腫瘍学」をあわせた名称で、文字通り、がん（腫瘍）と心（精神）の関係をあつかう学問。1970年代にアメリカで誕生した。原語のサイコオンコロジー（Psycho-oncology）は、Psychiatry（サイカイアトリー＝精神医学）・Psychology（サイコロジー＝心理学）とOncology（オンコロジー＝腫瘍学）が複合した語。

いときに明るくふるまおうとするのはとても苦しいことですし、一時的に落ちこむことも、悲しいことを受け入れるプロセスとしては必要なことのようにも見えます。ただ、落ちこんでいるときは体の管理にもいっそう注意が必要です。また、落ちこみや不安が2週間以上も続くようなら、心のケアの専門家に相談するとよいでしょう。適応障害やうつ病といった状態になると、治療への取り組みにも支障をきたすようになりますし、何より毎日を自分らしくすごせなくなります。

精神腫瘍学の知見をもとに、がん患者専門の心のケアを行う診療科が「**精神腫瘍科**」(60ページ)です。**精神腫瘍医**によるケアには、健康保険が適用になります。

精神腫瘍科は家族も受診できる

精神腫瘍学では、がん患者の心の問題だけでなく、その家族の心理・精神的な問題も研究対象としています。

「家族は第二の患者」といわれるように、家族もそれなりにストレスを抱えるものです。介護を優先するあまり、自分のことが後回しになり、病気になってしまう場合もあります。

人の心は他者との関係によって影響を受けるので、家族の心のケアをすることは、患者さん本人のQOL《キューオーエル》(生活の質)を保つことにも役立つでしょう。

がん医療がめざす「全人的ケア」には、患者さんの家族の心をケアすることもふくまれています。もし、家族の心身の状態が心配なときは、看護師や担当医、あるいはがん相談支援センターに相談してください。心のケアの専門家(精神腫瘍科や精神科などの医師・心理士)が面談する場合は、ケアの対象ががん患者本人でなく家族であっても、健康保険が使えます(ただし病院によっては家族の専門治療は行っていないところもあります)。

2 心の問題を解消するには

心の問題の相談先や、ケアを受けるための窓口は、ひとつではありません。精神腫瘍科などの専門家を訪ねるほかにも、できることがあります。

初めから精神科などの専門家を探さなくても大丈夫

心の問題を解消するには、何から始めればよいでしょう。

苦痛の深さや重さによっては、精神腫瘍科や精神科といった専門家のケアが必須になることがありますが、それは落ちこみや不安が長く続いたり、何日も眠れない・何も手につかないなど、日常生活に影響が出ているような場合です。

そうなる前に、親しい人に話を聞いてもらったり、リラクセーションなどのセルフケアをしたりすることで、少しずつ軽快に向かうという道もあります。また、国立がん研究センターのホームページや本などから、心の問題やセルフケアに関する知識・情報を得ることで、よりよい対策を考えることもできます。

「家族や友人には、がんになった自分の気もちがわからない」という気がして、孤独を感じる場合もあるかもしれません。そのときは、患者さんどうしが語りあえる「患者会」や、病院などで開かれている患者サロン（「がんサロン」「がんカフェ」等の名前のこともある）に参加してはどうでしょう。

次のページからは、それらの相談先や情報の窓口、セルフケアをふくめた心のケア方法について紹介していきます。

●心の苦痛に対処するための複数の方法

心の問題を自覚する

↓

・周囲の人に話を聞いてもらう
・趣味に打ちこむなど、気晴らしをする

↓（落ち着かない場合）

・気がかりなことについて、信頼できる情報を集める。「がん情報サービス」のホームページなどで調べてみる　← 42ページ参照
・看護師や担当医に話してみる
・「がん相談支援センター」に相談してみる　← 44ページ参照
・病院の「相談室」（ソーシャルワーカーや相談担当の看護師がいる部屋）に相談してみる
・リラクセーションなどのセルフケアをする　← 46ページ参照
・患者会や患者サロン、ピア・サポートを利用してみる　← 56ページ参照

↓（落ちこみや不安が強い場合／心のケアの専門家を紹介された場合）

（落ちこみや不安が強く、気晴らしをする気力もなく、それが約２週間以上続く場合）

・心のケアの専門家（心理士、精神腫瘍医など）に相談、カウンセリングを受ける　←58～70ページ参照
・症状が重い場合は精神腫瘍医や精神科医の診断を受け、必要であればカウンセリングと投薬治療を受ける

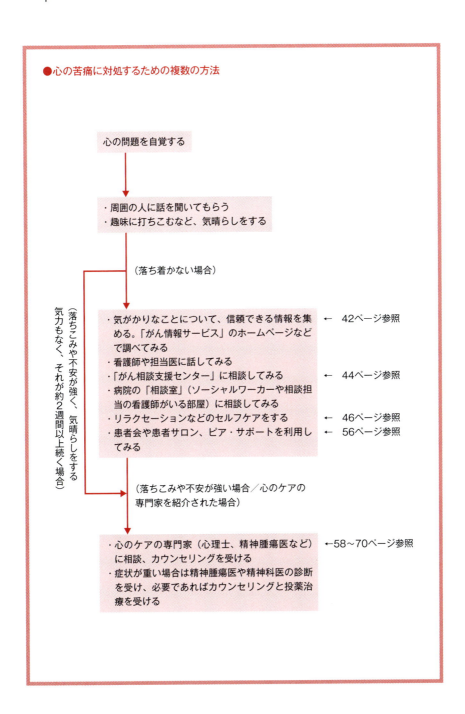

3〔情報を調べる〕「がん情報サービス」

「がん情報サービス」のホームページでは、信頼に足るがん情報を提供しています。インターネットが苦手な人は43ページ下段や44ページを参照してください。

信頼できるがんについての情報源

患者さんの不安のいくつかは、正しい情報を身につけることで解消できるかもしれません。不安というのは、形のないもの・よくわからないものを恐れる気もちですから、形がはっきりしてくれば対策を立てられたり、心構えができたりします。

しかし、とくにインターネット上などにはさまざまな情報が乱立し、どれが信頼に足る情報なのか迷うのが現実です。[※1]

そんなときは、国立がん研究センターのウェブサイト**「がん情報サービス」（https://ganjoho.jp/）**を開いてください。ここには、科学的根拠にもとづいた信頼性の高い情報、患者さんに役立つ情報が集めてあり、予備知識がなくても読めるように、一般の人にもわかりやすい平易な表現で書かれています。

トップページを開くと、「それぞれのがんの解説」「診断・治療」「生活・療養」といった目次が立っています（左図の①）。たとえば肺がん、乳がんといった病気の基礎知識や治療法について知りたいときは、「それぞれのがんの解説」をクリックして、がんの種類を選べば、そうした情報が出てきます。心の問題や支援制度については「生活・療養」をクリックしてください。また、自分の住む地域の**「がん**

※1〔信頼に足るがん情報〕
信頼できるかどうかを見極めるためには「その情報は古すぎないか」「その情報は誰が提供しているのか（その分野の専門家か）」「その情報の根拠は、どのような方法で確認されているか」に注意したほうがよい。たとえばある薬が効いたという事例が紹介されていても、標準治療と併用されていたのかどうかが確認されていないものもある。

相談支援センター」や緩和ケア病棟をさがしたいときは「病院を探す」（左図の②）をクリックして、検索することができます。

●国立がん研究センター「がん情報サービス」（一般の方向けサイト）https://ganjoho.jp/

国立がん研究センターがん対策情報センターが作成・提供するウェブサイト。がんの解説から治療・療養・心の問題など、幅広くかつ信頼性の高い情報が掲載されている。

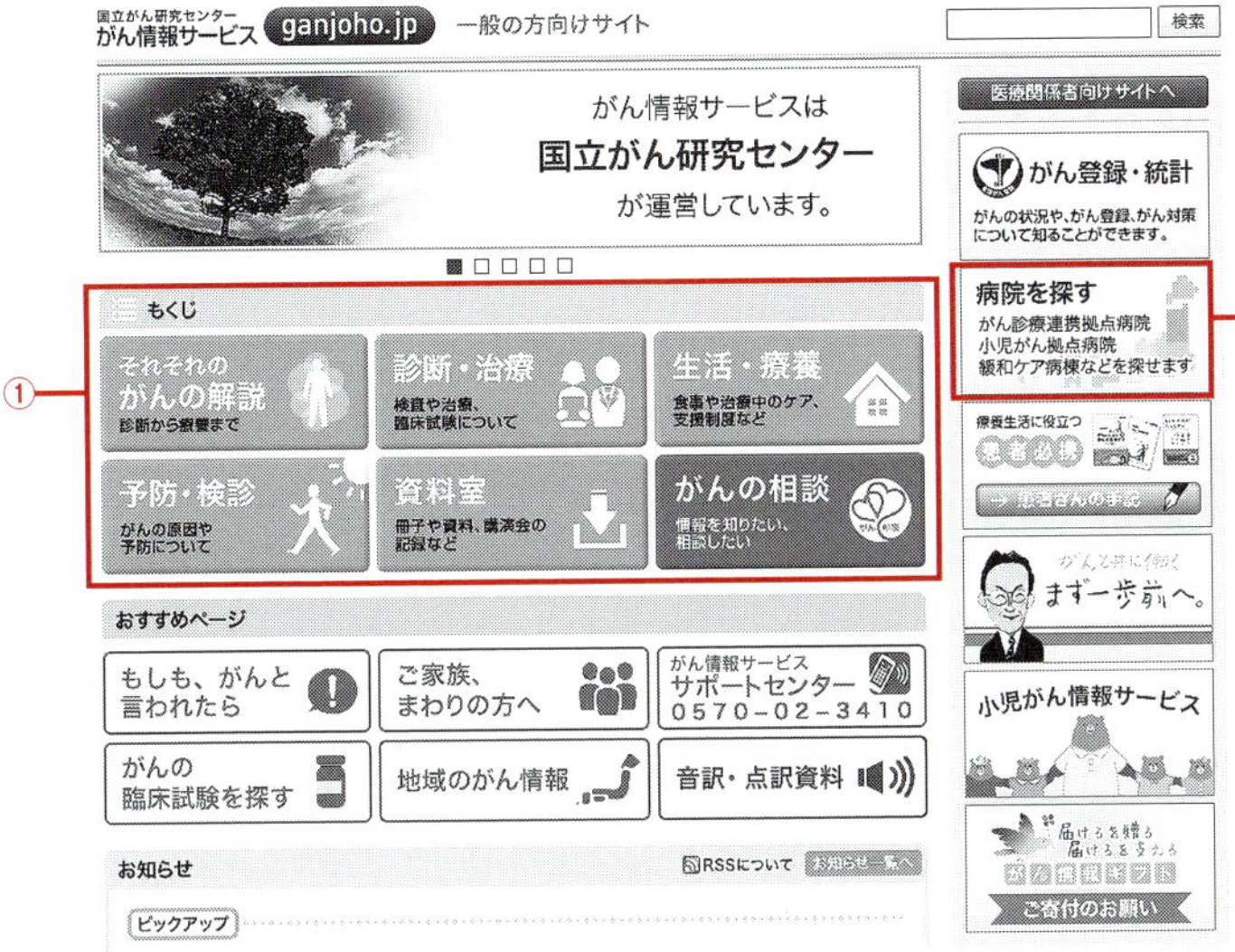

＊2017年11月現在の画面です。内容は変わることがあります。

［出典］国立がん研究センター「がん情報サービス」（一般向けサイト） https://ganjoho.jp/

●「がん情報サービスサポートセンター」（電話相談）

電話番号： 0570-02-3410（ナビダイヤル：全国均一料金）
03-6706-7797

受付時間： 平日（土日祝日・年末年始を除く）10:00～15:00

「がん情報サービス」で情報を探したくてもうまく探せないときや、心配事をどこに相談してよいかわからないときに、電話で情報を提供してもらえます。

誰でも利用でき、匿名でも大丈夫です。相談は無料（通話料金は相談者の負担となります）。次のような情報を提供しています。

・「がん情報サービス」で提供しているがん情報の探し方
・がん診療連携拠点《れんけいきょてん》病院などにある「がん相談支援センター」のご案内や利用方法
・国立がん研究センターが配布している、がんに関する冊子の入手方法
・院内がん登録のデータにもとづく全国のがん診療連携拠点病院の症例数　など
※個別の病状や治療など、医師による判断が必要になる質問は受けられません。

4

〔相談の窓口〕がん相談支援センター

がん相談支援センターは、全国のがん診療連携拠点病院などに設けられている、がんの相談窓口です。身近な人や医師に言えないことも、相談してみましょう。

誰でも無料で利用できる「がん相談」

がんをめぐる悩みや気がかりなこと、困っていることは「**がん相談支援センター**」に相談することができます。がん相談支援センターは、各地域の「**がん診療連携《れんけい》拠点《きょてん》病院**」[※1]または「地域がん診療病院」[※2]「小児がん拠点病院」[※3]に設置されています（病院によっては「医療相談室」「地域医療連携室」などの名が掲げられていることもありますが、必ず「がん相談支援センター」と併記されています）。

がん患者さんとその家族のほか、地域の人なら誰でも、無料で利用できます。面談だけでなく、電話で話を聞いてもらう方法もあります（通話料は利用者が負担）。

診断や治療に関して不安なこと、人間関係や心の苦痛のこと、転院や在宅医療、緩和ケアの相談、治療費をふくめた生活上の心配や介護の問題、社会復帰の問題などが相談できます（ただし、担当医に代わって治療の判断などは行い

●がん相談支援センターのロゴマーク

厚生労働省が指定したがん相談支援センターであることを示すマークです。
がん相談支援の研修を修了した相談員は、これをかたどったバッジをつけています。

（実際のマークはオレンジ色です）

※1〔がん診療連携拠点病院〕 厚生労働省が指定した、地域のがん医療の拠点となる病院。全国に約400か所ある（2017年現在）。
これらの拠点病院では、専門的ながん医療が提供され、がん患者と家族、地域住民への相談支援・情報提供、地域の医療連携などの役割も担っている。

※2〔地域がん診療病院〕 がん診療連携拠点病院がない地域では「地域がん診療病院」が指定され、グループを組んでいる「がん診療連携拠点病院」と連携して専門的医療を提供している。

ません）。

医師への不満や、生活上の問題などを話すのはためらわれるかもしれませんが、安心して利用してください。相談内容がほかに知られることはなく、匿名で相談することもできます。よそへ相談することで担当医が気を悪くするのではないか、といった懸念があれば、それもあわせて伝えてください。国立がん研究センターの研修を修了した、がん医療にくわしい看護師やソーシャルワーカー※4、心理士などが対応します。

地域の「がん相談支援センター」がどこにあるかわからない場合は、「がん情報サービス」（42ページ参照）で検索するか、「がん情報サービスサポートセンター」（43ページ下段）に電話で問いあわせてみてください。

地域の病院の「相談室」

がん診療連携拠点病院ではなくても、がんの診療を行う病院には、心の問題や治療費の問題、生活上の問題などを相談できる「相談室」を設けているところが多くあり、その病院の患者であれば、利用できます（相談室の名称は「医療相談室」「よろず相談室」など各病院によってちがいます）。看護師やソーシャルワーカーが相談に応じています。

※３（小児がん拠点病院）
小児がんに対する医療・支援を提供する、地域ブロックの中心となる施設。厚生労働省が指定した病院で、全国に十数か所がある。

※４（ソーシャルワーカー）
生活費や介護の問題など、療養生活全般の相談に応じる専門家。社会保障や福祉制度に通じている。「社会福祉士」「精神保健福祉士」などの国家資格をもつ者も増えている。

5 心のセルフケア

がんという病気とうまくつきあっていくためには、日々のストレス解消も大事です。自分でできる心のケア方法を紹介します。

心のもち方を考えてみる

心の苦痛を抱えているとき、身近な人や看護師・担当医に話を聞いてもらうと同時に、自分でできる心のケアを試してみましょう。

◎**物事に優先順位を**

頭のなかが混乱して、あせったり不安になったりするのを避けるためには、問題に優先順位をつけることが大切です。問題を書き出して、優先順位の高いものから、ひとつひとつ対処していくようにします。

◎**自分を責めない**

がんになったことについて、自分を責めるのはやめましょう。がんになったのは、誰のせいでもありません[※1]。また、これまでにしてきたことや、してこなかったことについて、自分を責めないようにしましょう。これからできることを考え、それにエネルギーをかたむけましょう。

◎**いやなことは断る**

病気になったことで周囲に迷惑をかけていると思い、遠慮してしまう人が多くみられます。自分の気もちをおさえすぎないで、迷惑だと思うことは、やんわり断る[※2]

※1　アスベスト被害による中皮腫などの一部のがんを別にすれば、がんになる特定の原因というものは見出されていない。がんに罹患することは誰にでも起こりうることで、何かや誰かのせいとはいえない。

※2　断り方がわからないなどの場合は、身近な人やがん相談支援センターに相談を。

勇気をもちましょう。

◎没頭できる時間をもつ

がんに向きあうことも大切ですが、がんを忘れる時間ももちましょう。趣味の世界や仕事、身近な人とのおしゃべりなど、何かに没頭することでリフレッシュしましょう。いくら情報を集めても、自分自身の先行きについては不安でしかたないという声もよく聞かれます。そんなときは、ただ不安や心配を頭から追い出すというのはむずかしいので、代わりに頭を占めてくれる具体的なことを見つけて、意識的にそこに没頭するようにしましょう。

◎規則正しい生活で心身の安定を

毎日を同じリズムですごすようにすると、心の調子も安定しやすくなります。可能なら、ストレッチなど、軽い運動を日課に取り入れるとよいでしょう。

さまざまなリラクセーション（リラックス法）

◎呼吸法

①1、2回深呼吸をします。そのあと、口からゆっくりと息をはきます。
②お腹をふくらませるようにして息を吸いながら「1、2、3、4」と数えます。
③息を止めて「1、2」と数え、
④細く長く息をはきながら「1、2、3、4、5、6、7、8」と数えます。下腹をへこませるようにしてはきます。
⑤②〜④をくり返します。（49ページ参照）

◎入浴、足浴

ぬるめの温度でゆっくりと入浴することで、心身がリラックスできます。洗面器などに湯をはって足だけをつける「足浴」も効果的です。

◎アロマセラピーとマッサージ

アロマセラピー[※3]は、植物由来の精油（エッセンシャルオイル）を用い、好きな香りによってリラックスをはかる方法です。浴槽に精油をたらしたり、アロマキャンドルをともしたりして香りを楽しみます。希釈した精油をつけて行うマッサージは、緩和ケアでも行われるようになっています。

ただし副作用として、精油に対するアレルギー反応がおこることがあり、**ホルモン療法の効果をさまたげる場合もある**ので、行う場合は担当医に相談しましょう。

また、マッサージは、ふれると痛みが増す場所や炎症のある部位を避けて行ってください。

◎筋《きん》弛《し》緩《かん》法《ほう》

ストレスを感じているとき、人間の脳は緊張感を高め、体をこわばらせることで問題に対処する準備をしています。これを逆に利用して、まず先に体の緊張をほぐすことで、心の緊張もほぐすという方法です（左ページ下参照）。

※3　香りの好みは人により異なるので、とくに入院中は、ほかの患者のストレスにならないよう注意。

●呼吸法

①1、2回深呼吸をします。そのあと、口からゆっくりと息をはきます。

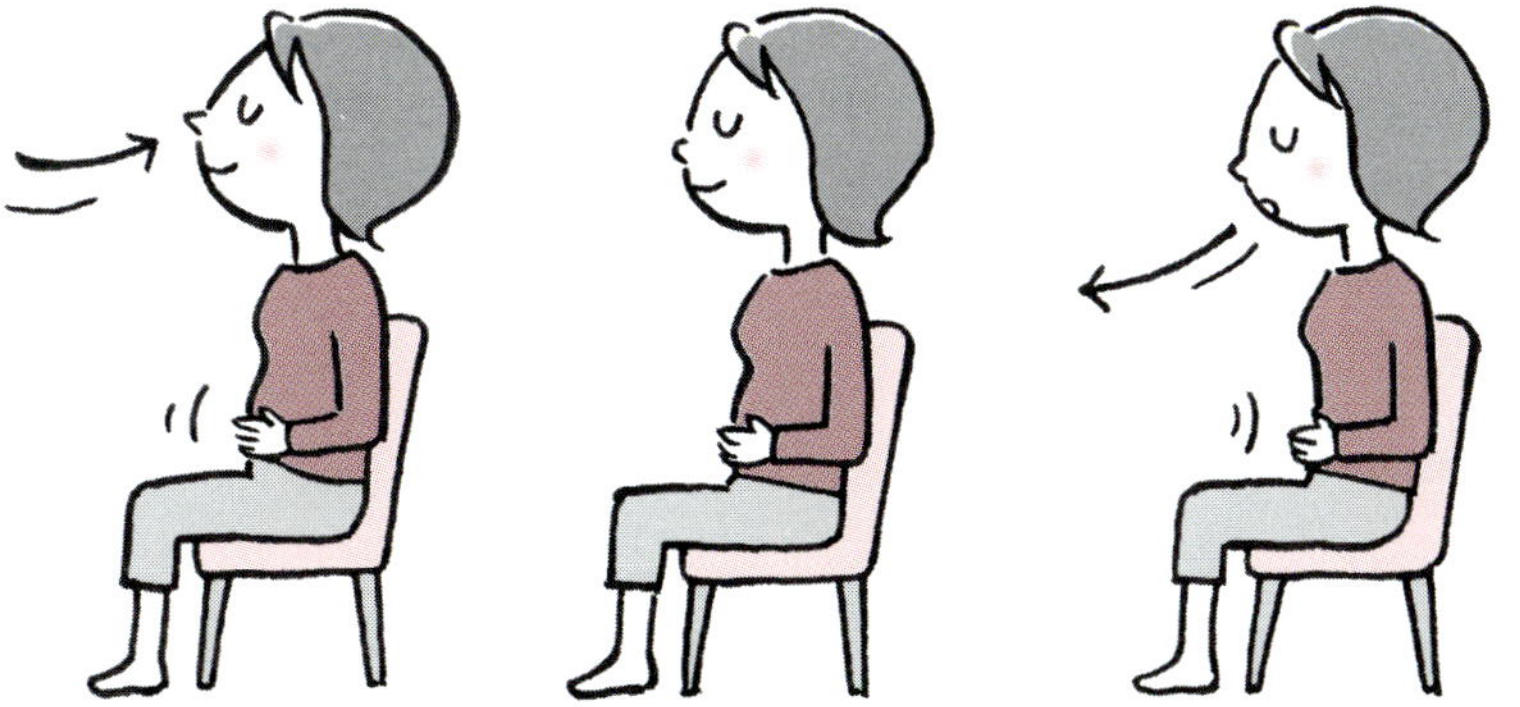

②お腹をふくらませるようにして息を吸いながら「1、2、3、4」と数えます。

③息を止めて「1、2」と数え、

④細く長く息をはきながら「1、2、3、4、5、6、7、8」と数えます。

下腹をへこませるようにしてはきます。

⑤ ❷〜❹をくり返します。

●筋《きん》弛《し》緩《かん》法《ほう》

横になった状態でも、座った状態でも、立った状態でも行える。

①軽く右手でこぶしを作り、強くにぎりしめる

②強くにぎりしめたまま、こぶしに意識を向け、筋肉が緊張してこわばっている感じを味わう（3〜4呼吸）

③その感じを十分味わえたら、力をゆるめる

④緊張がほどけていく感覚に注意を向け、筋肉が弛緩している（ゆるんでいる）状態をしばらく味わう

⑤左手も同じように行う

⑥体の各部分について、それぞれ2、3回ずつ行っていく

例）こぶし→肩→首筋→背中→顔（目、口）→お腹→ふくらはぎ→足の甲

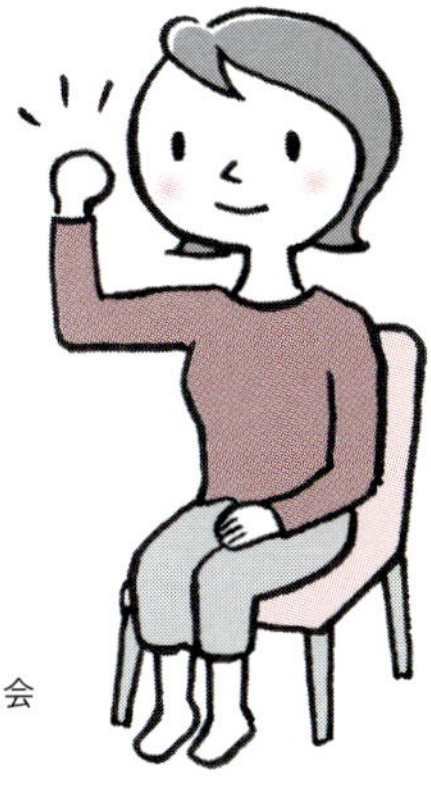

［出典］特定非営利活動法人日本緩和医療学会 緩和医療ガイドライン委員会 編『患者さんと家族のためのがんの痛み治療ガイド』金原出版，2014年

6 心がつらいときに頼る相手

心がつらいときには、頼れる相手が必要です。家族、友人、ほかにどういった人が思い浮かびますか。

誰にでもある「心がつらいとき」

告知のあとなどの不安や落ちこみは、人としての正常な反応ですが、なるべくひとりで抱えこまないことが大切です。そのときにまずできることは、**身近な友人や家族**に悩みを聞いてもらうこと。話をするだけでも少し落ち着きますし、話しながら、問題を整理することもできます。そんな話をして相手に心配をかけたくないという人もいるかもしれませんが、相手のほうも、あなたのために何かしたいと思っているのではないでしょうか。「無理にアドバイスや解決策を示してくれなくてもいいから、ただ少し話を聞いてもらえないかな」と切り出して、話してみましょう。話せる相手が複数いれば、特定の相手に負担が集中する心配もなくなります。

相談できる相手が日常生活のなかにいることは、安心につながります。

外来や病棟の看護師、**担当医**、**病院の相談室**[※1]などの、がんについてよく知っている人にも、話を聞いてもらいましょう。心の問題と一口にいっても、じつは早期からの緩和ケア（3章参照）で体の苦痛をとることが心の軽快につながったり、治療についての明確な知識を得ることで心が前向きになったりすることがあります。彼らに相談すれば、そうした解決の道がひらけるかもしれません。

※1〈病院の相談室〉
がんの診療を行っている病院に設置されていることが多い。がん相談を受ける看護師やソーシャルワーカー（生活全般の相談にのる専門家。社会福祉士など）が相談に応じる。治療費や福祉制度のこと、転院の希望など、医師には言いにくい内容も相談できる。

当事者どうしで交流できる、**患者会**や**患者サロン**という場もあります（56ページ参照）。患者さんによる**闘病記**※2や**ブログ**を読むのもよいかもしれません。ほかの患者さんの思いや問題に対する姿勢に、共感したり、そこから学んだりできます。ほかにも、あなたの心と生活を支える社会資源（人材や制度、情報など）が見つかるかもしれません。病院の相談室やがん相談支援センターに相談してみましょう。

頼る相手に「伝えること」と「伝えないこと」

友人や知人、職場の同僚や上司のサポートは、大きな力になりますが、彼らにどこまで自分の事情を伝えておくべきでしょうか。

入院や通院の都合から、仕事や家事、社会活動を休む必要があったり、見た目からはわかりにくい症状をふくめ、体の問題で活動が制限されたりするようなら、周囲の理解とサポートを得るために、ある程度の事情は伝えなければなりません。

必ずしもくわしく伝える必要はなく、誰にでも聞かれそうなこと（病名・治療内容・いまの状態・今後の見こみなど）について、事前に問答のしかたを想定して練習しておけば、話すときに楽です。その際、いま話している相手以外の人にまでは知られたくないということがあれば、それも伝えるようにします。また、できること※3とできないことをわかりやすく伝えられれば、過剰な気づかいを避けられます。

職場では、通院による欠勤に理解を得たり、就業規則の範囲でうまく支援制度を活用したりするためにも、少なくとも直属の上司と人事担当者には、自分の病状や治療の予定、できることとできないことを伝えておく必要があります。仕事を交代

※2〔闘病記〕
闘病記を読む際は、書かれている治療等は出版当時のものであること、書き手の主観による記述も多いことに注意する必要がある。
東京都立中央図書館には病気別に分類された約1600冊の「闘病記文庫」がある（蔵書リストはホームページで公開）。NPO法人わたしのがんnetホームページ内の「パラメディカ」（http://www.my-cancer.net/paramedica/index.html）でも、収集した闘病記のリストを公開している（古書店としての活動は休止。2017年12月現在）。各地の図書館・病院内図書室で闘病記をそろえるところも増えつつある。

※3　まず、自分が日常でどんな作業や行動をする必要があるか（車を運転する、長時間立った姿勢でいる、重いものを持つなど）を挙げ、それをしてもよいかどうかを担当医に確認する。担当医の回答をふまえ、上司や同僚に伝える。

してもらう可能性がある同僚にも、最低限の情報は伝えておくほうがよいでしょう。

がんの治療は長期にわたることが多く、周囲に病気をかくし通すのがむずかしくなることもあります。相手とのこれまでの関係性を考えに入れつつ、「この人には、ここまでは話すが、これは話さない」といった線引きをするのもよいでしょう。

自分の親や子どもなどに伝える際、相手が強いショックを受けると予想される場合は、相手の様子をみながら、段階的に話すというのもひとつの方法です。がん相談支援センターなどに、伝え方を相談することもできます。

小さな子どもに自分の病気を伝える

小さな子どもに伝える場合は、①「がんという病気で、かぜのようにすぐには治らないこと」②「そばにいても感染しないこと」③「がんになったのは、誰のせいでもないこと」の3つを、しっかり伝える必要があります。

小さな子どもは、がんという病名を聞いても、すぐ治ると考えていたり、「病気=うつるもの」と考えて病室に入るのをこわがってしまうことがあります。また、親が病気になったことを「自分が悪いことをしたせいだ」と考えがちなので、そうではないと保証することも大切です。

すべてを伝える必要はありませんが、子どもが知りたがっていることについては、その子にわかる言葉で、かくさず教えるようにします。2、3歳でも、親がいつもとちがうことは感じています。かくすと、子どもは尋ねることもできず、かえって悪いことを想像して、人知れず苦しむということがあります。

そして、ふだん通りの生活リズムですごさせることが、子どもの情緒の安定につながります。

子どもの要求に十分対応できなくても自分を責めないで、できる範囲のコミュニケーションをとり続けるようにしましょう。

7

医療者とのコミュニケーション

医師との関係がうまくいかず、大きなストレスになってしまう人もみられます。良好なコミュニケーションをとれるようにするには、どうしたらよいでしょう。

医師の話をうまく聞き、納得のいくやりとりを

医療者から病状の説明を受けるときなどは、緊張しているうえに、聞きなれない専門用語が出てくるので、なかなか話が頭に入らなかったり、聞きたいことが聞けなかったりすることがよくあります。次のようなことを心がけてみましょう。

①できる範囲で、言われたことをメモにとる。その場でうまく理解できなかったことも、メモをもとにあとから調べたり、医療者に質問したりできる。

②聞いてもわからない言葉は、紙に書いてもらったり、その場で質問したりする。

③医師に質問したいことを、事前にメモにまとめてみる。[※1]気がかりなことを書き出し、そのなかから次回の面談で聞いておきたいことを（時間内に聞けることは限られるので）２、３点にしぼって、メモをまとめる。診察の際にそれを持参する。

④できれば、信頼できる身近な人に同席してもらい、いっしょに聞いてもらう。

⑤「がん情報サービス」のホームページや、がんの本などで、自分の病気や治療についての知識を多少得ておくと、医師の話も聞きとりやすく、質問もしやすくなる。

⑥治療法の説明など、重要な選択のために必要な話は、医師に承諾を得られるなら、録音させてもらうとよい（頭が混乱していると、聞いても記憶に残らないケースも多い）。

※1　パンフレット『重要な面談にのぞまれる患者さんとご家族へ』（作成：国立がん研究センター先端医療開発センター 精神腫瘍学グループ）を活用するのもよい。55ページ参照。

医師の説明でわからない点があれば、納得できるまで質問することが大切です。とはいえ、医師が忙しそうで、遠慮してしまう人も多いでしょう。お互いに気分よく面談をするためには、質問をやめてしまうのではなく、なるべく簡潔に、的をしぼって質問するようにしてみましょう（前ページの③）。また、一度の面談ですべてを聞きとるのはむずかしいものです。残りの点は次回の診療時に尋ねたり、看護師やほかの医療スタッフに尋ねたりしてもよいかもしれません。

ただ、治療法の選択をする際は、あまり何度も先へのばすと治療のタイミングを逃してしまいかねません。決定を待ってほしいときは医師に確認しましょう。

最初は担当医と肌が合わないと感じても、何度か面談を重ねるうちに、納得できることも増え、信頼関係も増していくでしょう。この信頼感がないと、医師から何を言われても疑心暗鬼で、世間にあふれる多くの情報に振り回されてしまいます。そういうときは、自分はいったい何を聞けば不安が消えるのか、一度じっくり考えてみてはどうでしょうか。

セカンドオピニオンを聞きたいとき

担当医からの話を理解したうえで、ほかの医師の意見（**セカンドオピニオン**※2）も聞いてみたいという場合は、担当医に「セカンドオピニオンを聞きたい」と正直に話してみてください。他の医師にセカンドオピニオンを聞きに行く際は、現担当医による紹介状（診療情報提供書）と検査・治療経過の記録などを持参する必要があります。これは患者の権利として認められていることなので、担当医も承知してく

※2〈セカンドオピニオン〉
診断結果や治療法の選択肢について、担当医以外の医師による意見。他院の医療連携室などにあるセカンドオピニオン外来に申しこみ、臨床医から意見を聞く。病理標本を見て診断を下した病理医から直接意見を聞ける病院もある。
健康保険がきかないので、費用は病院により異なるが、30分の相談で1万〜3万円前後のところが多い。

れるはずですが、もしも担当医の機嫌をそこねそうで心配な場合は、セカンドオピニオンの結果を報告することを担当医に約束し、その後の相談にのってもらいたいと頼んでみましょう（セカンドオピニオンを聞いた病院で、そのまま治療を受けられるわけではありません。それを希望する場合は転院の手続きが必要です）。
　セカンドオピニオンを聞く医療機関に心当たりがなければ、がん相談支援センターに問い合わせてみてください。

●パンフレット
『重要な面談にのぞまれる患者さんとご家族へ
―聞きたいことをきちんと聞くために―』
（国立がん研究センター先端医療開発センター 精神腫瘍学グループ, 2011年）

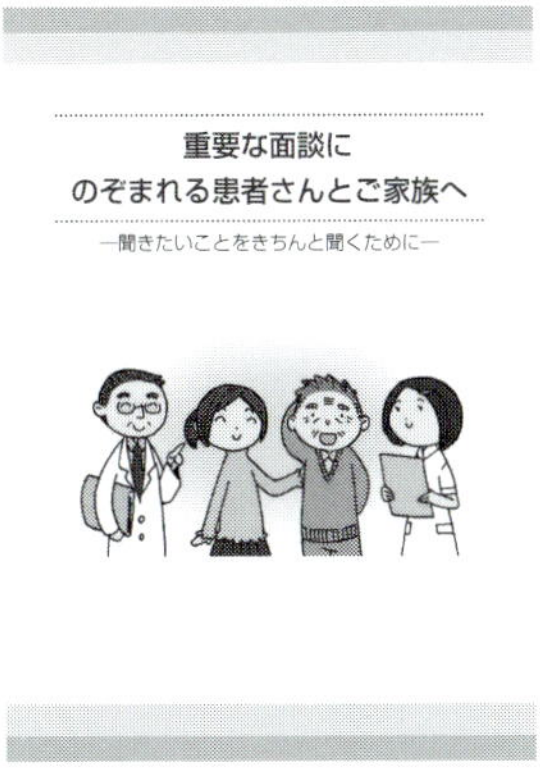

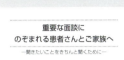

国立がん研究センターで配布しているほか、「がん情報サービス」のホームページ内「生活・療養」のページから、PDFファイルをダウンロードすることもできる。

〈同パンフレットより質問の例　抜粋〉
（治療を選ぶ時の質問）
・抗がん剤以外ではどんな治療法がありますか？
・各治療を選んだときの最善の見込み、最悪の見込み、最も起こりうる見込み（生存期間や生活の質）は？
・各治療を選んだときの起こりうる合併症、短期的・長期的な副作用、後遺症は？
・先生が勧める治療はどれですか？
・ほかの患者さんはこういう場合どんな治療を選択していますか？

（こころのこと）
・私の病気についての心配事や悩みを相談しても良いですか？
・不安で夜眠れない時や、ひどく気分が落ち込む時の対処法はありますか？
・この病気と上手くやっていくための何かアドバイスはありますか？
・こころの相談は誰にすればよいですか？

8

患者どうしの支えあいの場

患者会や患者サロンは体験者どうしの支えあいの場です。研修を受けた体験者が医療機関で患者さんや家族の相談にのる「ピア・サポート」もあります。

患者会、患者サロン

ともすれば孤独感が深まりがちな療養生活において、患者会や患者サロン（がんサロン、がんカフェ）は大きな意味をもつ存在でしょう。

医師や家族に言えないこと、療養中の気もちのゆれや、日常生活や家族のこと、社会復帰の問題なども、「こんなとき、どうした？」「どうすればいい？」と当事者どうしで話しあえるのが魅力です。自分ひとりではないという心強さや、「自分もほかの患者さんの支えになろう」という張りあいが生まれるかもしれません。

参加の際は、次のようなことが大切になります。

・その場で聞いたほかの患者さんの話は、安易によそで話したり、広めたりしない。
・相手の意見を尊重し、ほかの人に自分の見解を押しつけない。
・医療行為[※1]に関することは、患者間だけで判断せず、担当医に相談する。

特定の見解を押しつけられるような場合や、人の話を聞くことで自分がつらくなる場合は、無理に参加する必要はありません。また、参加する場を1つに限る必要もありません。

※1　同じ部位のがんであっても、症状や治療の経過は人それぞれなので、医療行為について他者がふみこんだ意見をすることは控えたい。「担当医にどう相談したらよいかわからない」という悩みなら患者会や患者サロンで相談することができる。

◎患者会

がん患者どうしで集い、自主的に運営する団体です。地域ごとの会や、がんの種類別の会などがあり、情報交換のほか、講演会なども開催しています。活動内容や会費などを調べてみて、興味のあるところにまずは見学に行くとよいでしょう。※2

◎患者サロン（がんサロン、がんカフェ）

がん患者さんや家族が集い、ときに医療スタッフもまじえて、気軽に語りあう場です。病院や公民館などの公共施設に設けられていることが多く、医療者が中心となって運営しているもの、がん患者さんや家族が主体となって運営するもの、両者が協力して運営しているものがあります。

がん医療の現場で普及しつつあるピア・サポート

「ピア（Ｐｅｅｒ）」とは英語で「仲間」「対等な人」という意味です。ピア・サポートは、がん体験者やその家族が、一定の研修を受けたのちに「ピア・サポーター」となって、患者さんやその家族の相談にのるという支援で、相手の話に耳をかたむけ、当事者として体験を共有し、ときに助言をしたり情報を提供したりします。多くは病院などの医療機関で行われ、一対一で行う場合と、患者サロン（がんサロン）など集団で行う場合があります。都道府県の健康福祉部門の事業として行われていたり、民間の団体でも行われています。

※2　活動内容などの情報はホームページのほか、書籍・雑誌に載っているものもある。地域のがん相談支援センター（44ページ）に問いあわせて調べられる場合もある。

9 専門的な心のケアを受ける

がん患者さんにとっての「心のケアの専門家」は、精神的な問題とその治療に通じた「精神腫瘍医」や「心理士」です。担当医などから紹介してもらいましょう。

「心のケアの専門家」に出会うには

専門的な心のケアは、**カウンセリング（面談）**を中心とした医療になります。必要に応じて、リラクセーション（リラックス法）の指導や、薬による治療も行われますが、中心となるのは、患者さんの話をゆっくりと聞き、その心に寄り添い、支えながら問題解決の手伝いをすることです。専門家のカウンセリングには健康保険が適用になります。

とくに、不安や恐れ、落ちこみなどの心の苦痛が少なくとも2週間以上、ほぼ毎日のように続き、日常生活や社会生活に困難が生じているような場合は、うつ病などの状態に該当する可能性が高いので、受診するとよいでしょう。そのほか、眠れない、病気との取り組み方がわからないなど、困ったことがあればあまり躊躇《ちゅうちょ》せずに、まずは一度受診してみるとよいのではないでしょうか。

あるいは、あなたの心の状態に気づいた担当医や看護師から「**心のケアの専門家**」（左ページ）を紹介されたり、病院のソーシャルワーカーや緩和ケアチームから専門家を紹介されるかもしれません。また、本書19～20ページのチェックが多いなどの状況で、自分から診察を希望するときは、担当医や看護師に相談して専門家を紹

※1（がん看護外来）
がん治療に関する悩みや不安（治療法への疑問、副作用や体の痛みの問題、生活上の心配、心の苦痛など）の相談に、がん看護専門看護師や認定看護師の資格をもつ者が対応する。かかりつけの科の担当医や看護師を通して予約するシステムになっていることが多い。相談料には健康保険が適用になる。

介してもらうか、がん相談支援センターに相談するとよいでしょう。
病院によっては「がん看護外来」[※1]などの名称で、がんの問題に通じた看護師が、専用のスペースで定期的に相談を受けつけているところもあります。そこで相談して解消する問題も多いでしょうし、必要があれば、そこからさらに心のケアの専門家へとつないでくれます。

●心のケアの専門家に出会うには……

心の苦痛があり、なかなか軽快しない

↓

相談の窓口（ここで問題が解決・軽快することも多い）
・担当医、病棟や外来の看護師
・ソーシャルワーカー（病院の相談室）
・緩和医療のスタッフ（81、82ページ）
・がん看護外来（58ページ）
・がん相談支援センター（44ページ）

（上記の窓口から紹介を受けた場合／上記では軽快しない場合）

↓

心のケアの専門家

◎心理士
心理検査や聞きとりを通して、患者さんの問題のありかや問題の深さについての情報を集める。患者さんの話をじっくりと聞く「カウンセリング」などの精神療法を行う。（診断と薬物治療は行わない）

◎精神腫瘍医（精神科医、心療内科医）
がん患者さんの心の苦痛に、どのような専門的治療が必要かを判断（診断）し、カウンセリングを中心とした医療を行う。必要であれば薬を処方する。

◎ほかに「リエゾン精神看護専門看護師」がいる病院もある。

●心のケアの専門家がいるのは……

・**精神腫瘍科**
がん患者さんとその家族を専門に心のケアを行う科
・**心療内科**
心と体が密接に関係した症状を中心に、心と体のケアを行う科
・**緩和ケアチーム、緩和医療科**（緩和支持治療科、支持療法科）
副作用症状をはじめとした、心や体のつらさを和らげるためのケアを行う
・**精神科リエゾンチーム、リエゾン精神科**
体の病気の治療をしている患者さんに心のケアを行う

精神腫瘍医（精神科医、心療内科医）と心理士

「心のケアの専門家」とは、**精神腫瘍医《せいしんしゅようい》・心療内科医・精神科医**といった心の問題を専門とする医師と、カウンセリングや心理検査の専門家である**心理士**※2を指します。不安や落ちこみのほか、不眠などの睡眠トラブル、対人関係のストレスなどの相談にも応じます。

「精神腫瘍医」は、まだ日本には少ないのですが、少しずつ増えてきています。がん患者さんとその家族の心のケアを専門に行う医師で、心療内科医・精神科医のうち、がんの知識をもち、がんをめぐる心の問題に通じた者が務めています（病院によっては、家族の診療は行えない場合もあります）。精神腫瘍医は、病院の「**精神腫瘍科**」や「**緩和ケアチーム**」に所属し、がん患者さんの状況をふまえたカウンセリングや、がん治療に影響の少ない薬を選んだうえでの薬物療法を行います。

精神腫瘍科や緩和ケアチームがない病院であっても、心療内科医や精神科医がいれば専門的な心のケアは受けられます。心療内科医・精神科医が所属するのは、心療内科・精神神経科・精神科などです。総合病院のそういった科に相談すれば、体の病気のことも考えあわせながら、心のケアを行ってくれるでしょう。

病院によっては「**精神科リエゾンチーム**※3」があり、そこに「リエゾン精神科医」※4「リエゾン精神看護専門看護師」とよばれる医師・看護師がいます。彼らは精神医療の専門家ですが、精神科以外の科（一般病棟）の患者さんが心の問題を抱えたときに、そのケアを行っています。そうした病院では、入院中に担当医などから紹介

※2（心理士）
心理士は医師ではないため、うつ病などの病気の「診断」と「投薬治療」は行わないが、心理的な問題に関する専門知識と、心理検査・精神療法の技能をもっている。病院に所属する者は臨床心理士などの資格をもつ者が多い（国家資格「公認心理師」の資格制度は2017年度から施行、2018年から国家試験が開始予定）。

※3（リエゾン）
フランス語で「連携」「連絡」という意味。リエゾンチームは、身体病の治療スタッフと連携をはかりながら、患者さんや家族の心のケアを行い、身体病の治療がスムーズに進むよう支援する。精神科医・看護師のほか、精神保健福祉士などのスタッフからなる。直接、患者さんに対面する場合と、担当医から相談を受けて患者さんへの対応のしかたに助言する場合がある。

してもらい、リエゾンチームのケアを受けることになります。

●それぞれの専門家の活動範囲

◎精神腫瘍医
精神腫瘍科に来院する患者さんのケアを行うほか、がん病棟を訪問して入院患者さんの心のケアを行う。緩和ケアチームや精神科リエゾンチームに所属することもある。

◎心療内科医・精神科医
心療内科、精神神経科、精神科などに来院・入院している患者さんの心のケアを行う。緩和ケアチームや精神科リエゾンチームに所属することもある。

◎心理士
心療内科や精神科、精神腫瘍科、あるいは緩和ケアチームや精神科リエゾンチームに所属し、それぞれの科の医師の指導のもと、患者さんのケアを行う。

◎緩和ケアチーム、精神科リエゾンチーム
病院内に、精神的な疾患を併発した身体病の患者さんがいるとき、その病棟に行きケアを行う。緩和ケア外来でも心のケアをすることがある。
（緩和ケアチームでは心の問題だけでなく、体のつらさの緩和も行う）

●リエゾン精神医学
（コンサルテーション・リエゾン精神医学）

一般病棟（精神科ではない病棟）の患者が併発した精神症状を、精神医療の専門家である医師や看護師がケアするという医療システムや理論のこと。身体病の治療スタッフからの相談（コンサルテーション）を受けたり、ふだんから連携（リエゾン）して患者のケアにあたることで、治療がスムーズに行えるよう支援する。
精神腫瘍医も、多くはリエゾン精神医学をおさめた精神科医・心療内科医が務めている。

※４〔リエゾン精神看護専門看護師〕
リエゾンナースともよばれる。リエゾンチームの中心的な存在。

専門的な心のケアが必要な状態（おもな疾患）

がん患者さんに多くみられる、専門的ケアが必要な心の疾患を以下に挙げます。

◎うつ病

強いストレス（心理的な苦痛のほか、がんの強い痛みなども原因となります）により、長期間にわたって抑うつ状態（気分が落ちこんだ状態）が続きます。次の症状のうち①と②をふくむ5つ以上が同時に2週間以上続くものをいいます。

①抑うつ状態　②物事への興味や喜びが失われる　③体重の著しい減少、または増加　④睡眠障害（不眠や過眠）　⑤疲れやすさ、または気力の減退　⑥集中力や思考力の低下、決断の困難　⑦罪責感や無価値感（自分を価値がないと感じること）⑧希死念慮《きしねんりょ》（死にたいと思うこと）の反復　⑨精神的なものの影響により、体がうまく動かない、またはじっとしていられない

「不安」とちがって「抑うつ状態」は本人がうったえることが少ないため、外からは見落とされることが多いのですが、内実はたいへん苦しいものです。うつ病のケアにはカウンセリングと、一般的には抗うつ薬による薬物療法が併用されます。

◎適応障害

うつ病の診断基準は満たさないものの、ある特定の心理的ストレスにより、日常生活に支障が出るほどの不安や抑うつ状態、あるいは行動面の問題（けんかなどのトラブル）がおこるものをいいます。ケアの方法はカウンセリングが中心で、必要

な場合には抗不安薬や睡眠薬が用いられます。

◎せん妄《もう》

脳機能の障害による疾患で、身体状態が不安定なとき（手術後やがんの病状が進行したとき）に生じます。何らかの原因で脳機能が低下して意識が混濁するもので、幻覚を見る、つじつまの合わないことを言ったり行ったりするなどの認知障害をともないます。高齢者と、脳神経疾患を患った人に比較的多く生じます。

興奮するタイプのせん妄と、意識がもうろうとして静かになるタイプのせん妄があります。興奮するタイプは、夜中に声を出して暴れたり、点滴を引き抜いてしまったりします。静かになるタイプは、うつ病とまちがわれやすいようです。

こうした脳機能低下をもたらす原因には、脱水や腎機能の低下による代謝異常、薬の影響、血中の電解質異常（高カルシウム血症など）、がん治療の副作用、脳転移などがあり、原因が複数のこともあります。また、せん妄の発症・悪化の引き金になることとして、急な環境変化、大きな手術、昼夜の区別がはっきりしない環境にいること、感覚の遮断（視力や聴力の低下、暗闇にいる）などがあります。

原因や引き金※1になったものを特定し、それを解消※2できれば症状もよくなります。治療薬としては抗精神病薬《こうせいしんびょうやく》が用いられます。

※1　感覚遮断や昼夜の区別のなさが引き金になりやすいので、眼鏡や補聴器が必要な人は使用する、日中は部屋を明るくする、目立つところに時計を置くなど、環境を調整することで悪化を予防する。

※2　解消するといっても、原因が鎮痛薬やがんの治療自体である場合には安易にやめることはできない。身体の状態や苦痛のコントロールと、せん妄の具合のバランスを考えて治療を行うことになる。

10

心の専門的ケア①　カウンセリング

心の苦痛を緩和するための専門的ケアでは、カウンセリングが大きな柱となります。精神腫瘍医や心理士が患者さんを支え、本人の力を引き出す手伝いをします。

心の苦痛をときほぐすカウンセリング

心の専門的ケアでは、精神腫瘍医や精神科医といった医師が、患者さんの疾患の状態と必要なケアを判断（診断）しています。がん治療の状況なども考慮して、カウンセリング（面談）のみがよいか、ほかの精神療法も行うか、薬の処方が必要かなどを判断し、治療を組み立てていくのです。

多くは、カウンセリングがケアの中心になります。カウンセリングは、医師（精神腫瘍医など）、心理士、看護師などが行います。

カウンセリングでは、医療者はまず患者さんの話をしっかり聞き、患者さんの心、苦しみを理解することに努めます。患者さんは、うまく話そうとする必要はまったくありません。医療者は時々、質問をすることもありますが、批判や指図をすることはせず、患者さんの話に耳をかたむけます。がん治療のことに限らず、患者さんの心にあることをさまざま聞きながら、その人にとっての「つらさ」を理解していき、一緒にそのつらさを感じ、支えていきます。「○○さんはこれこれのことで困っていらっしゃるのですね」というように、抱えている問題を明確化したり整理をしたりもします。

患者さんは、話すだけでも気もちのつらさが少し楽になるかもしれません。しかしそれだけでなく、自分のつらさを理解する相手がそこにいることで、だんだん自分の力でいまの状況に向きあえるようになっていきます。そして何度か面談を行ううちに、自分らしい向きあい方を見つけ、問題を整理したり、対処したりするようになっていきます。カウンセリングを通して、患者さんのなかに眠っている力が引き出されていくのです。

こうしたカウンセリングを「**支持的精神療法**」とよぶこともあります（厳密には、両者はまったく同じではないのですが、方法やめざすところはほぼ同じです）。「支持的」というのは、患者さんがもつ力を支えることでその人が問題を乗りこえる手助けをするということです。がん患者さんに行われる精神療法としては、このような一対一の支持的なカウンセリングのほか、次に挙げる「グループ療法（集団精神療法）」「認知行動療法」などもあります。

グループ療法、認知行動療法、問題解決技法など

グループ療法は、医師や心理士が進行役になり、複数の患者さんが互いに支持的な交流をするものです。がん患者さんを対象に行われているグループ療法の多くは、個人の深い心理的な問題は取り上げませんが、自己紹介から始まって、それぞれの状況やストレスについて語りあったり、情報交換したり、問題になっていることについて勉強したりします。

認知行動療法は、医師や心理士と一対一で行われます（看護師が行うこともありま

す）。医療者は患者さんの話を聞きながら、ともに問題の整理を行い、患者さんの認知（物事のとらえ方、考え方）を特定し、そのあり方が自分を苦しめるようなものであれば、より幅広い視点をもてるようにはたらきかけていきます。

自分を苦しめる認知のあり方としては、感情的な思いこみや、白か黒かという思考、一部の事実を拡大して解釈するなどのパターンがあります。その回の面接の終わりには、次の回までの宿題が出されます。宿題の内容は、患者さん自身が問題解決のために日常で取り組める小さなことです。そうした面談を続けることで、つらい状況への対応力を伸ばしていきます（原則30分の面談を週1回×16〜20回ほど続ける必要があります）。

認知行動療法の基礎にもなった方法のひとつが、**問題解決技法**です。これは、患者さんの抱える問題を小さないくつもの問題に切り分けていき、そのなかでいま解決できそうなものから、ひとつひとつ解決策を考えていくというものです。なるべく頭を自由にし、思いつく限りの解決法を挙げていき、そのなかから実際に行う方法を選びます。専門的なケアの場以外でも、ソーシャルワーカーや看護師がこの技法を用いて、病院の相談室などで患者さんの相談にのることもあります。

ほかにも、心の疾患や薬物療法に関する正しい知識を患者さんに教えることで、不必要な恐れや不安をなくし、疾患に対処できるように支援したり、リラクセーション（49ページの筋弛緩法《きんしかんほう》や、※1自律訓練法など）の指導をすることもあります。

※1（自律訓練法）
自己催眠の一種。目をとじて「両手があたたかい」と心のなかで数回唱えるなど、体の各部位について、あたたかく落ち着いているというふうに自分に暗示をかけていく。体の緊張を解くことで心の緊張も解くことをねらいとする。初めは心理士など専門家の指導が必要になる。

11 〈心の専門的ケア②〉薬物療法

うつ病と不眠、せん妄《もう》に対しては、薬物療法が有効であることがわかっています。適応障害の場合にも、強い不安や不眠に対しては薬を処方する場合があります。

脳の不調な部分にはたらきかけて、症状を改善

心の専門的ケアで用いられる薬は「向精神薬《こうせいしんやく》」といって、脳（中枢神経）内の環境を整えるはたらきをします。薬物を使うことに抵抗をおぼえる人もいるかもしれませんが、実験や調査によって効果と安全性が評価され、副作用についてもよくわかっている薬が使われるので、医師の指示を守って服用するかぎりは安全です。逆に、自己判断で急に服用をやめたりへらしたりすると、離脱症状[※1]などをまねくことがあるので注意してください。

向精神薬には、抗うつ薬、抗不安薬、睡眠薬、抗精神病薬《こうせいしんびょうやく》などがあり、必要に応じて専門医（精神腫瘍医や心療内科医、精神科医）が処方します。

◎抗うつ薬

気分が落ちこんでいる、意欲がわかないといった抑うつ症状を改善する薬です。薬の効果が実感されるまでに1～3週間ほどかかるので、すぐに効果が出ないからといって服用をやめないようにしましょう。

ＳＳＲＩ（選択的セロトニン再取り込み阻害薬）、ＳＮＲＩ（セロトニン・ノルアドレナリン再取り込み阻害薬）、ＮａＳＳＡ（ノルアドレナリン作動性・特異的セロトニン

※1〈離脱症状〉
薬に対して依存性が生じたとき、その薬をやめると生じる不快な症状のこと。吐き気、頭痛、不安、不眠など（薬物によっても異なる）。退薬症状ともいわれる。

作動性薬）がよく用いられます。ＳＳＲＩやＳＮＲＩ、ＮａＳＳＡは、昔から使われてきた三環系抗うつ薬・四環系抗うつ薬よりも副作用が少ないのが特徴です。ただ、まったく副作用がないわけではないので、副作用についても担当医からよく聞いておくようにしましょう。

◎抗不安薬

中枢神経のはたらきを抑制することで、不安感や緊張感を和らげる薬です。ベンゾジアゼピン受容体作動薬※2がよく用いられます。副作用としては、日中の強い眠気などがあります。漫然と長期間使用を続けると薬物依存が生じて、中止するために段階をふむ必要が出てくるので、できれば一定期間の服用に限って用いるほうがよいでしょう。

◎睡眠薬（睡眠導入剤）

不眠については、薬のほかに、リラクセーションや寝室環境の調整など、睡眠の質を高める工夫も大切です。また、強い痛みなど、明らかに不眠の原因となっている体の症状があれば、担当医や緩和ケア医に相談し、そのケアを受けます。

睡眠薬としてはベンゾジアゼピン受容体作動薬※2、非ベンゾジアゼピン系睡眠薬、オレキシン受容体拮抗《きっこう》薬、メラトニン受容体作動薬が使われます。「なかなか眠れない」「すぐ目が覚めてしまう」「ぐっすり眠れない」といった症状別に、適した薬が処方されます。作用時間の長さも薬によって異なり、長時間型では寝起きが悪くなる場合もあります。

副作用としては、よく用いられるベンゾジアゼピン受容体作動薬では、ふらつき、

※２〔ベンゾジアゼピン受容体作動薬〕
この薬物が脳内の神経の「ベンゾジアゼピン受容体」に結合すると、間接的にＧＡＢＡという神経伝達物質とその受容体のはたらきが高まるため、鎮静・催眠、抗不安、抗けいれん（筋緊張の緩和）の効果があらわれる。
服薬時にアルコールを飲むのは禁物で、中枢神経の抑制がかかりすぎ、呼吸が止まる等の危険がある。

めまい、だるさ、のどの渇き、血圧への影響などがみられることがあります。

◎抗精神病薬

がん医療の現場では制吐剤《せいとざい》（吐き気止め）として、あるいはせん妄の治療薬として用いられることがあります。代表的な副作用に口渇、便秘・排尿障害、眠気などがあり、とくに第一世代と呼ばれる種類の薬ではアカシジア※3（静座不能症《せいざふのうしょう》）、アキネジア※4（無動症）などがおこることがあります。

がん患者さんはいろいろな治療薬を使用しているケースが多いので、抗うつ薬などを用いるときは、薬の相互作用に十分な注意が必要です。がん治療で使用中の薬については精神科医・心療内科医に伝えておき、留意してもらう必要があります。

心の問題か、体の問題かを見極める

じつは、がん患者さんが心の疾患を抱えた場合にまず気をつけなければならないのは、「体の問題」がその原因になっていないか、ということです。

たとえば強い痛みの持続は、それ自体が抑うつ状態を引きおこします。体の問題からくる痛みが原因であれば、抗うつ薬や精神療法よりもまず、適切な緩和ケアを受けて痛みを取り除くことが必要です。また、ステロイドやインターフェロンなど、がん治療の薬が原因で抑うつ状態になることもあります。その場合は、治療薬の用い方を見直せないか、担当医に相談することが先決になります。そのほか、体をしっかり休めることももちろん必要です。

※3（アカシジア（静座不能症））
脚がむずむずする、足踏みしたくなるなど、じっとしていられなくなる症状。「身の置きどころがない」と感じることも多く、精神疾患の症状とまちがわれることもある。抗精神病薬だけでなく、SSRIや抗ドパミン作用をもつ制吐剤などの副作用としてもおこることがある。

※4（アキネジア（無動症））
動作がとても緩慢になる、パーキンソン病に特徴的な症状。

深刻な心の苦痛があるときは、こうした問題の見極めのためにも、精神腫瘍医（精神科医、心療内科医）や緩和ケア医などの専門家に診察してもらう必要があります。緩和ケアについては次の章でくわしく紹介します。

新しい世界観で生きていく
——傷ついた心の成長

人はふだん、自分のいる世界について基本的な「世界観」をもっています。いまいるこの世界が、明日も、1年後も、10年先もずっと続くという素朴な世界観で、だからこそ「明日はこれをしよう」「将来○○できるようにがんばろう」などと考えて暮らしています。がん告知や再発の告知を受けることは、この世界観が壊される体験に等しく、そこから心を落ち着けるのはたいへんな仕事になります。

それでも、そのなかから新たな世界観を得て、一歩を踏み出した人たちもいます。新しいものの見方を発見し、自分の人生に自分なりの意味を見出したり、人生のすごし方をコントロールできているという実感をもったり、落ち着いてすごせるようになったりした人たちです。その人たちに聞きとり調査をした結果、新たな世界観を得るのに役立ったことは、次の6つでした。

①積極的な姿勢（やりたいことを積極的にした／病状をくわしく理解して療養に取り組んだ／つらい気もちを素直に表現した）

②環境の整備（療養環境を整えた／経済的な心配がなかった／身辺整理をした）

③がん体験についての内省（生きることの意味を考えた／人生をふり返った　など）

④模範となる人や言葉との出会い（前向きに病気と向きあう人を知った／果たすべき役目があると示唆する言葉に出会った）

⑤ソーシャルサポート（支えてくれる人がいた／同じ境遇の仲間に出会えた　など）

⑥宗教的・哲学的背景（宗教を信仰していた／生きるうえでの哲学をもっていた）

こうした例があることは、多くの人の希望にもつながるのではないでしょうか。ただ、新たな世界が開けなくても、自分を責める必要はないのです。ストレスと向きあっている自分を認めてあげることこそが大切です。

Q&A

Q 向精神薬《こうせいしんやく》を飲むと性格が変わってしまうのではないですか？

A 向精神薬は、脳（中枢神経）の不調にはたらきかけ、その活動をうまく調整しながら症状を改善する薬です。性格を変えてしまうような作用はありません。

がん患者さんの心のケアにも、抗うつ薬や睡眠薬といった向精神薬が用いられるケースがありますが、専門医の診断・処方によって適切な量を指示通りに服用しているかぎり、大きな問題はおこらないでしょう。副作用が出ることもありますが、対処法はあるので、事前に説明を受けましょう。

「向精神薬を飲むと性格が変わってしまうのではないか」という質問は、じつはとても多いのです。薬に関して「脳」とか「精神」といった言葉が出てくると、たしかに「自分」が変化してしまうのではないかと心配になるのもうなずけます。しかし、向精神薬が処方されている患者さんは、脳の神経の不調によって、すでに「自分」らしさが一部、損なわれている状態です。向精神薬はその部分を改善するために処方され、「自分」らしさを取り戻すという意味あいで使用することがほとんどです。

向精神薬を使わないで、つらい気もち（脳内の変化）を回復させていくことも可能ですが、それには長い時間がかかる場合もあります。その間、心の苦痛を抱えたままでがんという病気や治療に向きあいつづけるには、膨大なエネルギーが必要となります。

一時的に薬の力も借りて、できるだけ心の苦痛を和らげることで、治療にも前向きに取り組めるようになるのではないでしょうか。

向精神薬を使用していて心身に違和感をおぼえたときは（事前に説明されていた副作用の場合でも）、すぐに医師や看護師または薬剤師に伝えるようにしてください。自己判断で飲むのをやめたり量をへらしたりするのは、危険なのでやめましょう。

Q&A

Q 向精神薬《こうせいしんやく》はいちど服用を始めると、やめられなくなってしまうのではないですか？

A 向精神薬のなかで、抗不安薬や睡眠薬の多くには依存性があるので、長期的に使用しているとやめるのに努力が必要になることがあります。しかし、不安や不眠などによる苦痛が強い場合は、一時的にこれらの薬の手助けがあったほうが、うまくつらい状況を乗りこえられる場合があります。数週間などの短期的な使用であれば、依存性が問題になることは少ないですが、たとえば半年ほど使用している場合は、精神的に落ち着いてから段階的に薬をやめるようにします。

がん患者さんに対して向精神薬を用いる場合は、薬物以外の方法（カウンセリングやリラクセーション）も併用しながら、少量投与で様子をみるのが原則です。また、薬の種類もなるべく少なくおさえます。

向精神薬は、医師の指示通りに服用するのが鉄則です。また、指示された通りの服用で心身に何かしらの問題が生じたときは、副作用があらわれている可能性もあるので、早めに医師に相談しましょう。

向精神薬に限らないことですが、効果が実感できるまでの期間や量には個人差があり、しばらく様子をみながらその人に合った量を調整していく必要もあるので、飲んでも効果がない・調子が悪くなるというときは、まずは医師か薬剤師に相談しましょう。自己判断で服薬を中止するのは禁物です。

多種類を処方することは、あまり推奨されていませんが、患者さんの状態によっては複数の種類が必要な場合があります。薬の種類が多すぎると感じたときは、担当医か薬剤師、がん相談支援センターなどに相談してください。

Q&A

Q　問題が漠然《ばくぜん》としていて、うまく相談できそうにありませんがカウンセリングを受けてよいのでしょうか？

A　心の問題は、うまく表現するのがむずかしいものです。たとえ漠然としていても、頭のなかが混乱していても、どうぞカウンセリングを受けてみてください。相手は「話を聞くプロ」ですから、やりとりのなかで、話せそうなことから話していけば大丈夫です。自分のペースでかまいません。

　心のケアの専門家は、いまのあなたにとって何が問題なのか、それをどのように解決していくのか、一緒に探っていってくれるはずです。話すこと、聞いてもらうこと、理解してもらうこと、そしてがんと心のかかわりについて知ることは、あなたにとってきっと大きな力になるはずです。

　「カウンセリングを受けると、精神的な病気というレッテルを貼られるのではないか」「心の弱さを指摘されるのではないか」というような心配はいりません。心のケアの専門家は、あなたに病名のラベルを貼るためではなく、がんと向きあっているあなたの気もちのつらさを少しでも和らげるためにケアを行います。

　不調なときに他人にそれを見せることができる、助けを求められるというのは、心の弱さではなく、むしろ強さのあらわれです。心のケアの専門家はそれがわかっていますから、安心してカウンセリングに来てください。

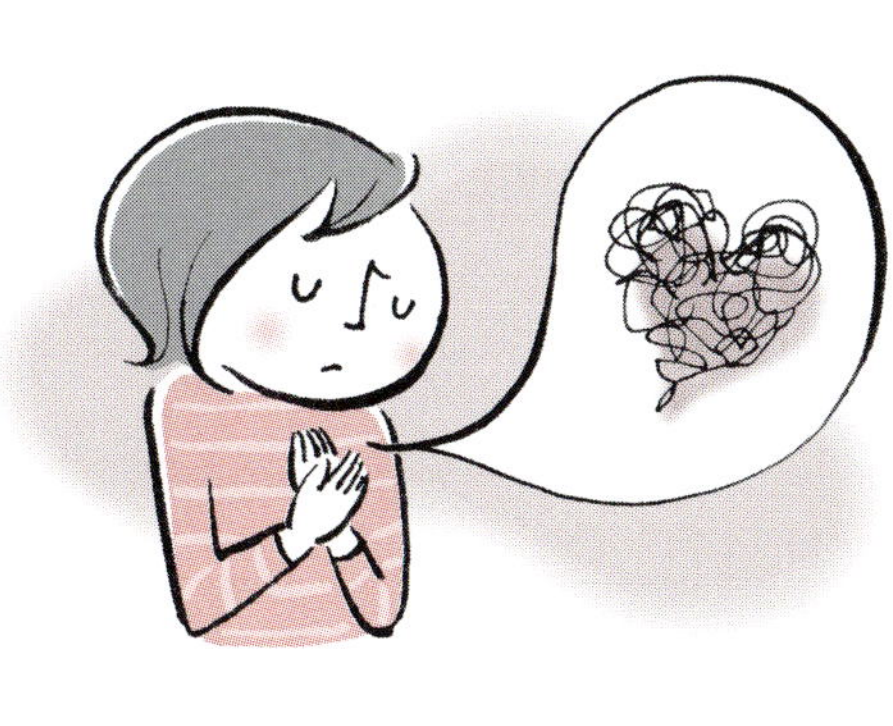

Q&A

Q カウンセリングの先生は若くて、がん体験者でもない。わたしの苦痛をわかるとは思えないのですが？

A まだ若い、経験の浅い医師や心理士、看護師がカウンセリングを行うこともあるでしょう。患者さんからすれば、「頼りない」と感じられるかもしれません。

しかし、心のケアの専門家――精神腫瘍科、緩和ケアチーム、精神科リエゾンチームなどのスタッフは、専門的な訓練や研究を通して、患者さんやその家族が抱えやすい心の苦痛やさまざまな困難についての知識、また、それらを理解し、援助する方法を身につけてきています。そのうえで、個人としてのあなたの苦痛を受けとめようと、話に耳をかたむけ、ともに考えながら、あなたのなかにある潜在的な力が使えるように支えていきます。がん治療における担当医や看護師とはまたちがう視点で、あなたのつらさをとらえ、サポートしてくれるでしょう。

もし実際にカウンセリングを受けてみて、どうしてもしっくりこないようなら、正直にその医師・心理士や担当のチーム・科に相談してみましょう。相性の問題もあるかもしれません。院内のほかの医療関係者や、がん相談支援センターに相談することもできます。

カウンセリングの場でただ話すだけでも、気もちが軽くなったという患者さんはたくさんいます。その若いカウンセラーにも、悩みや気がかり、困っていることなどを、いちど話してみてはどうでしょう。あなたのサポーターがまたひとり、増えるかもしれません。

第3章 こころの苦痛と関連する、体の苦痛

心の苦痛とともに、体の苦痛がQOL（生活の質）を下げます。
痛みや吐き気といった「体のつらさ」は
それ自体が心を苦しめ、判断力をにぶらせます。
また、心の苦痛が大きくなりすぎたときのサインとして
体の症状が出ることもあります。
緩和ケア医などの力を借りて、心と体のケアをしましょう。

1 体のつらさに対する緩和ケアとは

体のつらさがあるときは、病気の段階を問わず緩和《かんわ》（和らげること）をはかるべきです。緩和ケアは終末期だけのケアではなく、がんと診断されたときから受けられます。

体のつらさは少しでも早く取り除くべきもの

がんによる痛みをはじめとした「体のつらさ」を和らげるためには、専門的な「緩和ケア」の力も借りましょう。緩和ケアによって、たとえば体の痛みが和らぐと、「よく眠れるようになった」「食事がとれるようになった」「気もちが明るくなった」といったように、**ＱＯＬ《キューオーエル》（生活の質）**が向上していきます。そして治療に前向きに取り組めるようになったり、自分らしい時間のすごし方ができるようになったりします。

緩和ケアと聞くと、終末期に限られた医療を思い浮かべる人が多いようですが、それはまったくの誤解です。ＷＨＯ（世界保健機関）が提唱する緩和ケアの目標は、第一にがんによる痛みなどさまざまな苦痛からの解放で、病気の早い段階でもすみやかに始めるべきものとしています。がんと診断されたときから、つらさがあれば始めてよいのです。※1

また、緩和ケアには痛みだけでなく、吐き気など体のつらさ全般へのケアと、２章で紹介してきた精神的ケアもふくまれます。がんという病気によって生じる苦痛は「全人的苦痛」（トータルペイン：15ページ）です。したがって、そのケアも全人

※1〈緩和ケアの開始時期〉
痛みが出たら早期から緩和ケアを開始したほうが、がんの経過によい影響を与える。日本の「がん対策推進基本計画」（厚生労働省、２０１７年）も「がんと診断されたときからの緩和ケア」の推進を提唱している。

的であることが求められるのです。

身体症状をできるかぎり軽くし、不安や落ちこみを和らげ、悩みに寄り添い、社会的な充実をはかることで、病気があっても自分らしくすごせるようにサポートするのが、全人的ケアの理想の姿です。いわば、医療の基本となる姿でもあります。

がん治療のスタッフが緩和ケアを提供することもできますが、症状のつらさ、複雑さによっては専門の緩和ケア医[※2]、緩和ケアチーム（81、82ページ）によるケアを受けたほうがよい場合もあります。

がんとともに生きていくとき、がんそのものを対象とした治療だけが求められるわけではありません。痛みをコントロールし、悩みや気がかりを話したり、生きている意味をあらためて考えたりすることも、大きな力をもつのです。

緩和ケアと体の痛み

がんによる疼痛《とうつう》（痛み）に対しては、**医療用麻薬（オピオイド）**を使うことがあります。体の痛みを取り除くことを「除痛」といいますが、医療用麻薬をふくめた鎮痛薬の使用で、がんの痛みの80％以上は除痛をはかれるといわれます。残りは鎮痛薬に反応しにくい痛みで、神経ブロック療法や放射線療法、鎮痛補助薬など、ほかの方法で除痛をはかります。

日本の医療は、医療用麻薬の使用にとても消極的でしたが、その理由はいくつか考えられます。まず医療用麻薬の中毒性（依存性）についての誤った認識で、これは患者だけでなく、かつては医療者にもみられました。それから緩和ケアへの誤解

※２〔緩和ケア医〕
緩和ケアを主として担当する医師のこと。身体病の治療スタッフと連携し、入院患者さんや外来患者さんへの緩和ケアを主導する。
病院の緩和ケアチームには「身体の苦痛に対応できる医師」と「精神症状に対応できる医師」が別にいる場合や、ひとりで両方に対応できる医師がいる場合がある。日本緩和医療学会が認定する資格に、「緩和医療専門医」「緩和医療認定医」がある。

と同様、医療用麻薬を「最期の薬」、命を縮める、ととらえる人が多いことです。さらには「がまんする」ことを美徳とする考え方が根強いためではないでしょうか。

しかし、がんの痛みをがまんしていて、いいことはひとつもありません。がまんすることに貴重なエネルギーを費やしてしまい、心への負担も大きく、食欲や睡眠の質が落ち、治療に専念できなくなってしまいます。痛みはどんな検査をしても外からは見えず、本人にしかわからないことなので、担当医や看護師に伝えて、適切な緩和ケアを受けてください。

緩和ケア医は、患者さんの痛みに合わせたこまやかな処方、副作用[※3]に対するケアなどに精通しているので、安心して除痛の処置が受けられるでしょう（86ページ）。吐き気やだるさ、呼吸困難感といった体の問題も、緩和ケアで対処することができます。

※3〈医療用麻薬の副作用〉

副作用として、吐き気、便秘、眠気、めまいなどがおこることがある。医師の指示で予防薬を飲んだり、投薬量や薬の種類を調整してもらったりして対処する。まれに幻覚や呼吸回数の減少がおこることもあるが、いずれも医師が様子をみながら薬の量や種類を調整することで解決する。

麻薬中毒にならない理由

ふつうは麻薬を摂取すると、脳内の「ドパミン神経系」が活性化して、化学物質「ドパミン」を放出します。この大量のドパミンを受け取った脳には、強い快楽の感覚が生じます。薬物依存（いわゆる麻薬中毒）とは、この快楽を求めて何度も、何をおいても薬を摂取しようとしてしまう状態です。

しかし、がんによる疼痛がある状態でなら、医療用麻薬を使っても、ドパミン神経系は活性化しないことがわかっています。ですから、医療用麻薬を正しく使用する限りは、薬物依存（麻薬中毒）の心配はありません。また、長期間使用したからといって「だんだん薬が効かなくなる」ということもありません。

もっとも医療用麻薬も、不適切な使用をすれば危険です。専門医による指示を守って、適切に使用してください。

2 緩和ケアを受けられる場所

専門的な緩和ケアは、緩和ケア病棟やホスピスだけでなく、一般病棟や外来など、さまざまな場所で受けられます。患者の家族も心身のケアを受けられます。

入院でも通院でも受けられる

緩和ケアを受けられる場所は、緩和ケア病棟やホスピスだけではありません。がんの治療を続けながら、一般病棟や外来、自宅や介護施設で受けることができます。

緩和ケアを希望する場合は、まずは担当医に相談しましょう。入院・通院している病院に緩和ケアチームがない場合や、担当医に言い出しにくい場合は、病院の相談室や地域の「がん相談支援センター」に相談しましょう（44ページ）。

◎入院中の一般病棟

入院中に緩和ケアが必要な場合は、その医療機関の緩和ケアチーム（81、82ページ）に支援してもらうことができます。**がん診療連携拠点《れんけいきょてん》病院**（下記）には、必ず緩和ケアチームが置かれています。それ以外の医療機関でも緩和ケアチームをおいているところは増えていて、緩和ケアはがん治療の一環となってきています。

緩和ケアチームのスタッフは、患者さんの病状を把握している治療スタッフ（担当医や病棟看護師）と連携して、患者さんの心身の苦痛を和らげ、環境調整を行います。治療スタッフと患者との間を取り持つ、橋渡しの役目も果たしますから、担当医に直接言いにくいような悩みも打ち明けてみましょう。

〔がん診療連携拠点病院を探す〕

地域の「がん診療連携拠点病院」や、「地域がん診療病院」を探すには、下記のホームページで検索するか、下記のサポートセンターに電話で聞くことができる。

◎「がん情報サービス」内のページ「病院を探す」

https://hospdb.ganjoho.jp/kyoten/

◎がん情報サービスサポートセンター

☎0570-02-3410（ナビダイヤル）、03-6706-7797

受付時間：平日10時～15時（土日祝日、年末年始を除く）

2017年11月現在の情報です。

◎緩和ケア外来

通院治療中や治療後の経過観察中に、心身に苦痛があるとき、緩和ケア外来を利用することができます。継続的に、あるいは必要なときに、体の苦痛の緩和や精神的な問題のケアが受けられます。地域の在宅医療と連携している外来もあります。

◎自宅や介護施設

自宅や介護施設で「**在宅緩和ケア**」を受けることもできます。その際、病状を患者さん自身や家族が理解していて、在宅でのケアを望んでいることが大事です。

在宅療養支援診療所の訪問診療医、訪問看護ステーションの訪問看護師、地域の薬剤師、ケアマネジャー、介護士などのサポートにより、病院と同じように安心してすごすことも可能です。※1 地域包括《ほうかつ》支援《しえん》センターなどが相談にのります。

◎緩和ケア病棟への入院

がんの**積極的治療**をそれ以上希望しない人や、残念ながら抗がん剤治療が無効になった人で、心身の苦痛がひどく、その緩和を重点的に行う必要がある場合には、緩和ケア病棟（やホスピス※2）への入院という方法があります。

緩和ケア病棟は、厚生労働省の示す施設基準をみたした、専門的緩和ケアを提供する病棟です。面会や就寝、食事などの時間に制約が少なく、自分のペースですごせます。苦痛が強くなったときに緩和ケア病棟へ一時入院し、改善したら在宅療養に戻るという人も増えています。

入院には審査（判定基準※3）があります。満床のことが多いので、早めに準備や手続きを始めたほうがよいでしょう。

※1〈在宅緩和ケアの相談先〉
まずは担当医やかかりつけ医、病院内にある相談室に相談する。地域により医療体制や支援制度はさまざまなので、具体的には「地域包括支援センター」や地域の「在宅緩和ケア支援センター」などに相談しながら準備を進める。

※2〈ホスピス〉
終末期において心身の苦痛を取り除きながら「その人がその人らしい生をまっとうできるように援助すること」（ホスピスケア）を主眼に置いた施設。宗教などに施設ごとの特色がある。終末期の緩和ケアはホスピス以外に、在宅医療、緩和ケア病棟でも行われる。

※3〈緩和ケア病棟入院の判定基準〉
本人が自分の病気・病状を理解していること、何らかの苦痛があること、緩和ケア病棟への入院を了承していることが要件に挙げられる（施設により若干異なる）。希望する病棟のソーシャルワーカーとの面談、緩和ケア医の診察ののち、審査を行い、適切と判断され

●緩和ケア病棟を「がん情報サービス」
https://ganjoho.jp/ で探す

（または、全国の「がん相談支援センター」に問いあわせることもできます）

「がん情報サービス」https://ganjoho.jp/ のトップ画面（本書43ページ参照）から、「病院を探す」をクリック（43ページの画面の②の部分をクリック）。

「緩和ケア病棟のある病院」（下図❶）または「緩和ケア病棟のある病院を探す」（下図❷）をクリック。次の画面では、病院名や地域名から検索することができます。

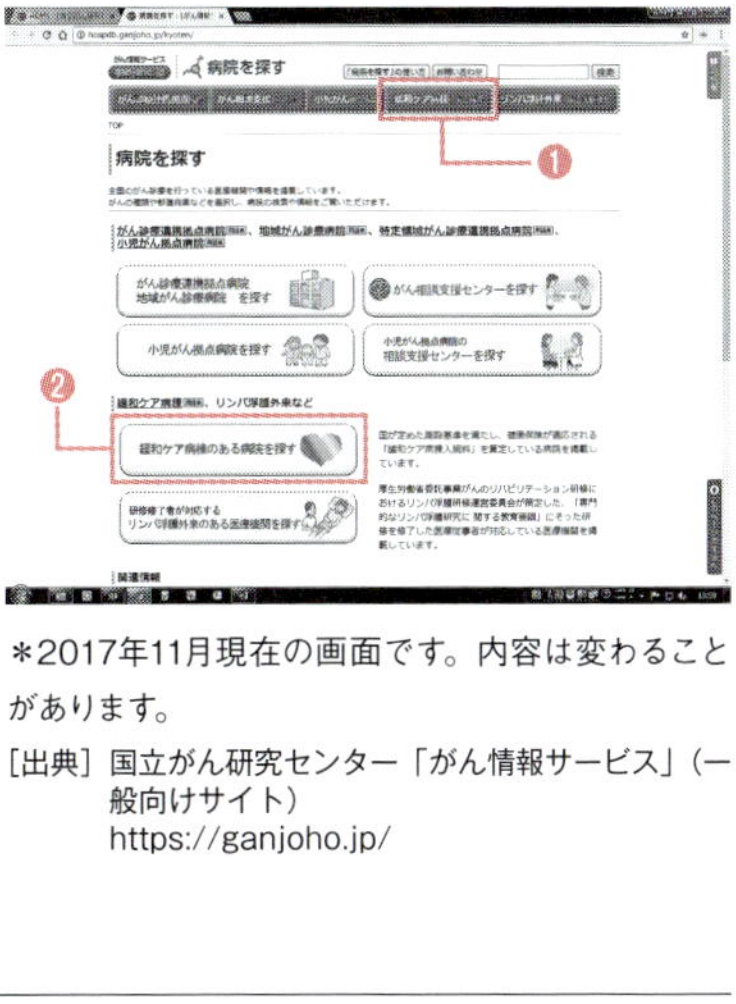

＊2017年11月現在の画面です。内容は変わることがあります。

［出典］国立がん研究センター「がん情報サービス」（一般向けサイト）
https://ganjoho.jp/

緩和ケアチームとは

緩和ケアチームは、体のつらさ、心のつらさへの治療を行うことができる医師を中心に、専従の看護師などのスタッフにより組織されたチームです。がんの治療スタッフ（担当医、看護師など）と連携して、緩和医療を提供します。

全国のがん診療連携拠点病院には必ず緩和ケアチームがあり、入院・外来で緩和ケアを提供しています。それ以外の医療機関でも緩和ケアチームがあるところは増えてきています。

メンバーは病院によって異なり、緩和ケア医※4と看護師、薬剤師のほか、心理士、リハビリスタッフなどがメンバーに入ることもあります（次ページ）。

れば予約リストに挙げられる。

◎緩和ケアの入院費用

厚生労働省の承認を受けた「緩和ケア病棟」への入院では、医療費は定額制。30日以内の入院なら、1日あたり49,260円の定額（医療保険により3割負担なら14,778円）×入院日数となる。
一般病棟で「緩和ケアチーム」のケアを受ける場合は、医療費に「緩和ケア診療加算」として1日あたり4,000円（3割負担なら1,200円）が上乗せになる。
医療費には高額療養費制度（→p.34）が適用されるので、一定額以上の費用は戻ってくる。ほかに食費や室料差額（病院による）など保険適用外の費用がかかる。

※4 身体症状の緩和を行う医師と、心の症状の緩和を行う医師。この2人体制か、あるいは両方を1人の医師が行う。

●緩和ケアチーム

がん診療連携拠点病院に置かれている緩和ケアチームは、緩和ケア専門の医師や専従看護師などによるチームで、患者の苦痛のすべてに対応している。
それ以外の医療機関でも緩和ケアチームが組織されているところは数多くあるが、その体制はさまざま。

医師（緩和ケア医）

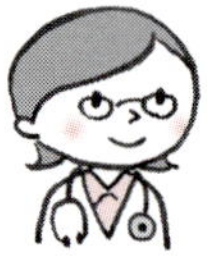

チームの中心となり、がんにともなう心身のさまざまな苦痛の緩和をはかる。

医師（精神科医、精神腫瘍医など）

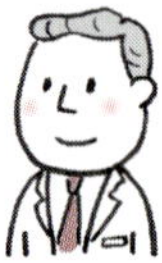

緩和ケア医がおもに身体病の医師である場合は、精神科・精神腫瘍科の医師と連携し心のケアにあたる。

看護師

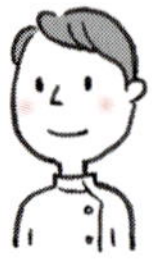

医療を行いながら患者や家族に寄り添い、病棟や外来との調整、退院調整、在宅療養の相談などにも対応する。

薬剤師

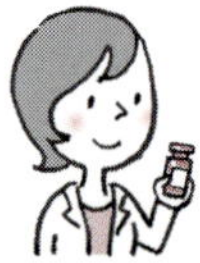

体の症状や精神症状に対する薬物療法の指導や副作用対策のアドバイスを行う。

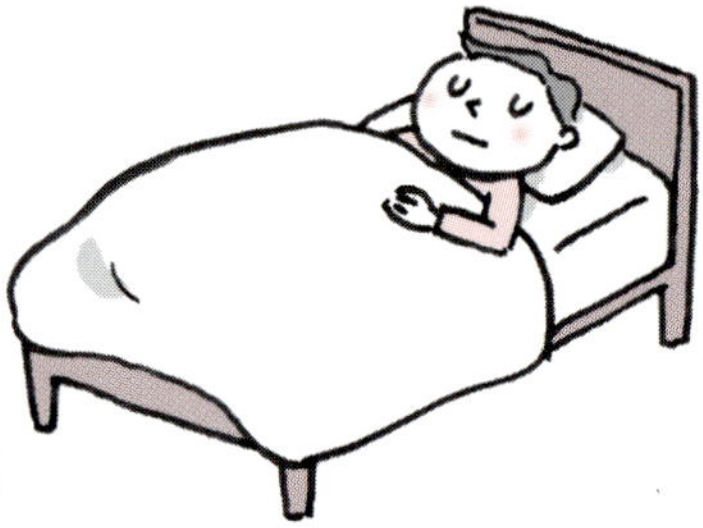

サポート

サポート

連携してケアにあたる

●がん治療のスタッフ

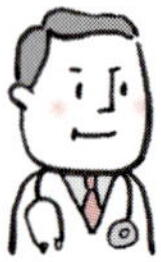

担当医

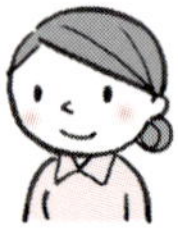

看護師

〈連携する専門家たち〉

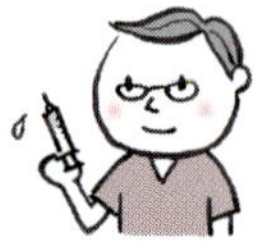

ペインクリニシャン

神経ブロック療法（※）などを用いて痛みを和らげる治療を行う。

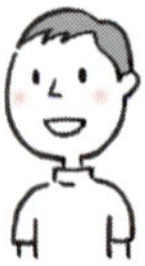

リハビリスタッフ

作業療法士、理学療法士などの、身体機能の改善を担当する専門職。日常生活動作や言語機能の訓練を通して回復をはかり、悪化を予防し、生活再建をサポートする。

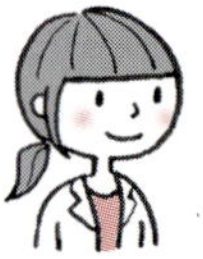

心理士

心の問題を抱えた患者や家族に対して、心理検査やカウンセリング（精神療法）を行う。「臨床心理士」などの資格をもつ心理の専門家。病名の診断や薬物療法といった医療は行わない。

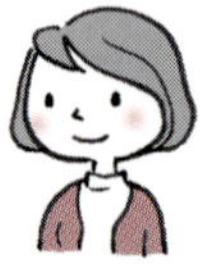

ソーシャルワーカー

患者が必要な治療を受けられるよう、療養場所や助成制度などの情報を提供し、意思決定をサポートする。

●ほかに、栄養士、歯科医など

※〔神経ブロック療法〕 痛みを脳に伝える神経や、痛む部位に関連した神経に、麻酔薬やオピオイドを注射して痛みを感じにくくさせる方法。専門の医師によって行われる。

3 痛みのしくみと、痛みをとる薬

わたしたちは、どうして体の痛みを感じるのでしょうか。そして痛みを取り除くための方法には、どういったものがあるのでしょうか。

体の痛みの原因

がん患者さんの体の痛みは、その原因によって、３つに分類されます。

①**がん自体が直接の原因となる痛み。**腫瘍の広がりや、転移によって生じる痛みです。「[※1]がん疼痛《とうつう》（がん性疼痛）」ともよばれます。

②**治療にともなって生じる痛み。**たとえば手術後の痛みや、化学療法によって生じる神経障害、口内炎などによる痛みです。

③**全身衰弱や合併症による痛み。**たとえば長期臥床《がしょう》（長くふせっていること）にともなう腰痛や褥瘡《じょくそう》（床ずれ）、手足のむくみ、帯状疱疹《たいじょうほうしん》などによる痛みです。

原因によって痛みへの対処方法が異なるので、どんな痛みか、どういうときに痛むかなど、具体的に医師や看護師に伝えることが、適切な除痛につながります（86ページ）。複数の原因があることもあります。多くの人にとっては①の痛みがもっとも大きなものですが、がんになっても痛みをほとんど経験しない人もいますし、一方、小さながんでも強い痛みをおぼえる人もいます。

このほか、84ページの図のように、痛みを感じにくくさせる要素と、痛みを増大させる要素が影響します。

※１（がん疼痛）
医療用麻薬を用いる場では、がん自体による痛みを「がん疼痛」（がん性疼痛）とよび、それ以外の痛みを「非がん（性）疼痛」とよぶ。手術後痛などもふくめた、がん患者の痛み全般が「がん疼痛」とよばれる場合もあるが、本書では「がん自体による痛み」の意味で使っている。

痛みは脳で感知される不快感覚のひとつ

痛みを感じるしくみとは、どんなものでしょうか。たとえば、がん（腫瘍）が内臓や神経、骨、皮膚などに損傷を与えると、傷ついた組織から「発痛物質」[※2]が放出されます。発痛物質が末梢神経の「侵害受容器」という部分を刺激すると、電気信号が発せられて大脳に伝わり、「痛み」として感知されます。これは、体に危害が加えられたことを脳に知らせ、危険に対処させようとして出される信号です。

損傷を受けた組織に炎症が起こると、さらに発痛物質や「発痛増強物質」[※2]が放出されて、受容器の反応を高め、痛みが続きます。進行したがんは慢性炎症が体に広がっている状態なので、強い痛みが続くケースがありますが、この段階の痛みにはもう信号としての意味はないので、除痛するのがいちばんです。

がん自体によって生じる痛みには、このほかに、末梢・中枢神経が直接損傷を受けて生じる「神経障害性疼痛」[※3]があります。

痛みを感じにくくさせる要素

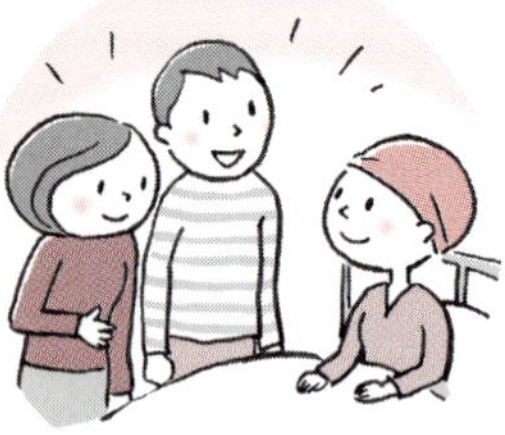

・人とのふれあい
・不安の解消
・十分な睡眠
・ほかの身体症状の緩和
・痛みの原因がわかっていること
など

痛みを増大させる要素

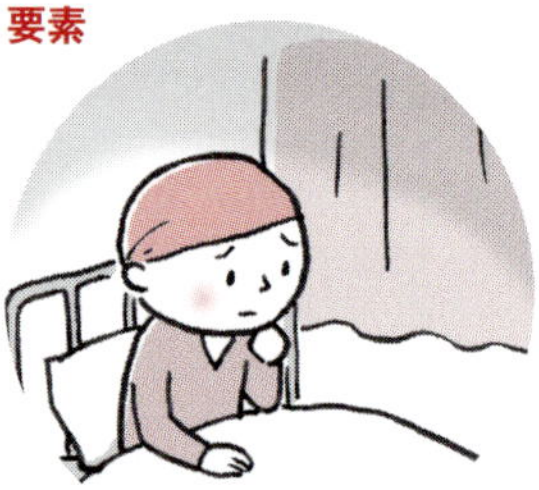

・不安　・不眠
・疲労　・抑うつ
・孤独感
・痛みの原因がわからないこと
など

※2〈発痛物質と発痛増強物質〉
発痛物質（代表はブラジキニン）と発痛増強物質（代表はプロスタグランジン）は、炎症をおこした箇所でつくられ放たれる化学物質。発痛増強物質は、それ自体は侵害受容器を刺激しないが、その反応を高めてしまう、つまり痛みを強めてしまう物質。

※3〈神経障害性疼痛〉
痛みを伝える神経そのものが損傷を受けて生じる痛み。①刺激がないのにおこる痛み——やけるような痛み（灼熱痛《しゃくねつつう》）やビリッと電気が走るような痛み（電撃痛）など、②ささいな刺激によって引きおこされる痛み——痛覚過敏、アロディニア（87ページ）などに分類される。

●痛みの伝導路と、医療用麻薬の効くしくみ

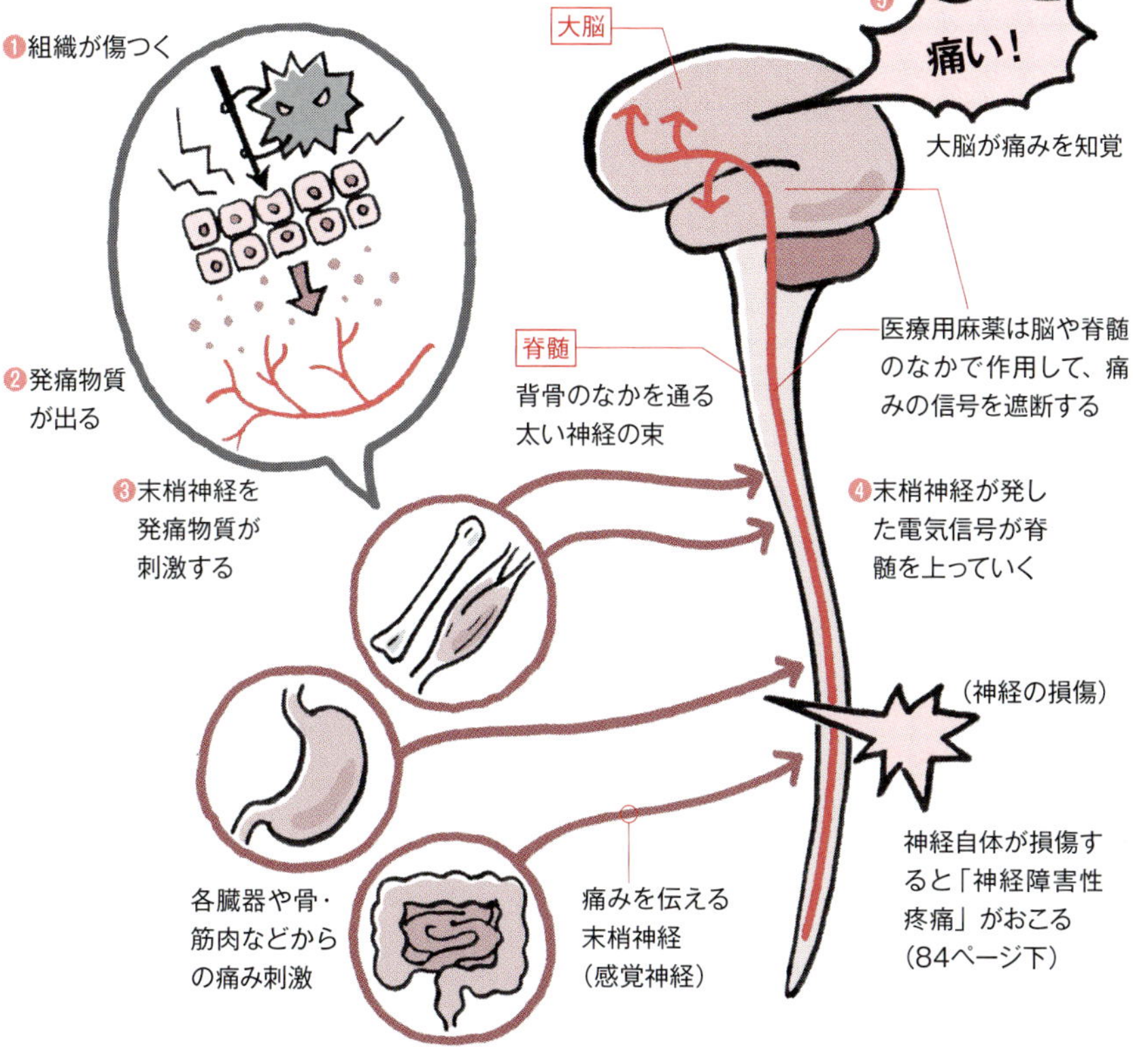

●WHOの三段階除痛ラダー

第２段階と第３段階では、第１段階の薬を併用することがある。また、1～3段階のいずれも、右の鎮痛薬のほかに「鎮痛補助薬」を用いることがある。痛みが和らいできたら、医師の指示のもとで減薬できる。

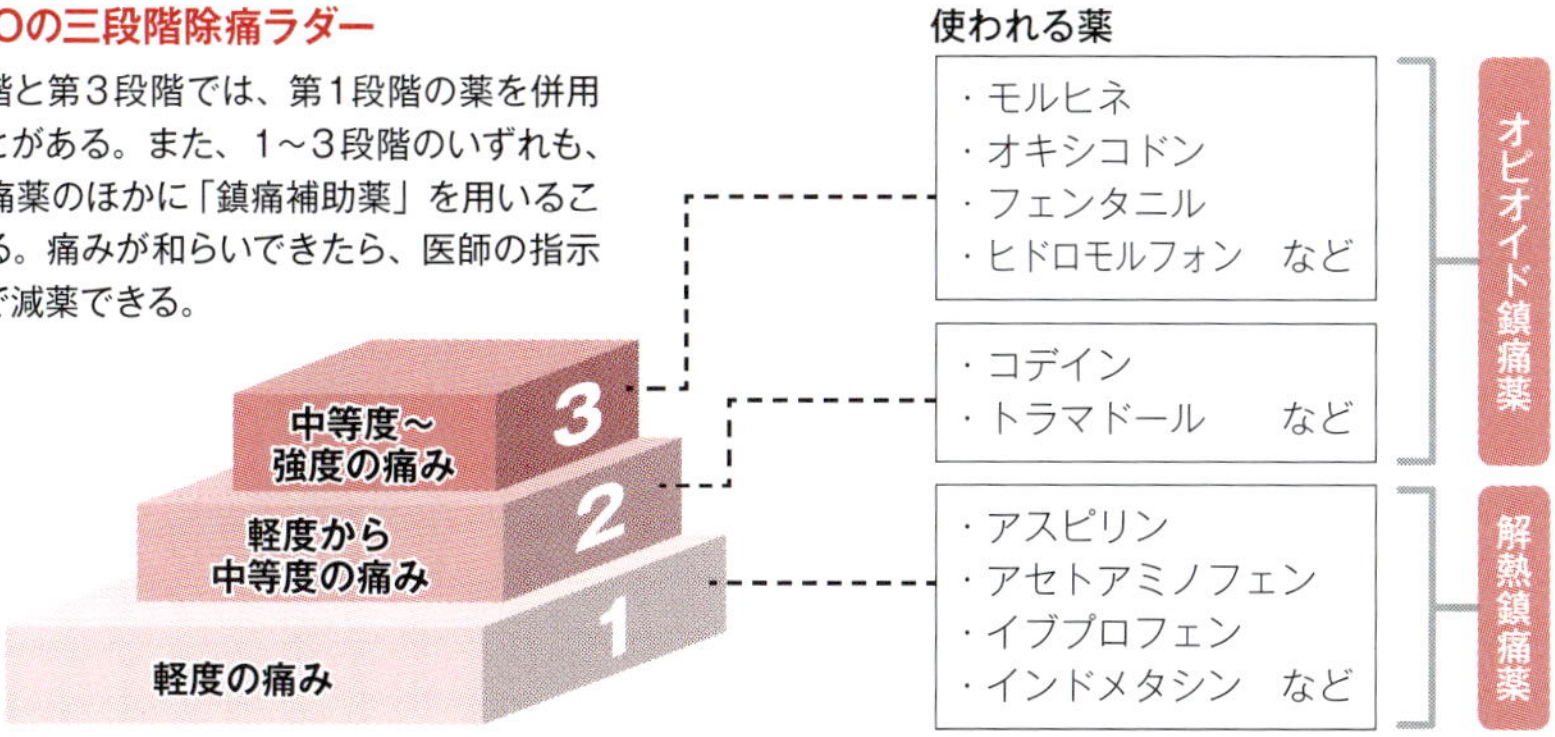

［出典］世界保健機関 編，武田文和 訳「がんの痛みからの解放――WHO方式がん疼痛治療法 第２版」金原出版，1996年　を改変

体の痛みをとる薬

がんの痛みのほとんどは、薬物療法で取り除くことができます。がまんするのではなく、十分な量の痛み止めを使って、早めに除痛をはかることが大切です。

がん自体による疼痛の場合は、痛みの強さによって使用される鎮痛薬が異なり、〈WHO方式がん疼痛治療法〉[※4]の「三段階除痛ラダー」（85ページ下図）にしたがって処方されます。医師が患者の痛みを評価し、その強さを3段階にあてはめて鎮痛薬を選択するのです。薬の種類や量はその人ごとに検討し、もし効果が不十分なときは量を変えたり、ほかの薬と組みあわせたりして、痛みを和らげていきます。

第1段階で用いられる薬は麻薬ではなく、アスピリンなどの**解熱鎮痛薬**です。これらには天井効果（それ以上増量しても効果が上がらない頭打ち状態）があります。

第2段階以降に使われる**オピオイド鎮痛薬**[※5]（医療用麻薬）は、脳や脊髄といった「神経系の司令塔」ともいえる部分に作用して、痛みを鎮めます。その人の痛みに合わせた量が用いられるのですが、痛みが和らぎ、なおかつ眠気などの副作用に悩まされない量が適切な投与量となります。錠剤、カプセル剤、散剤、坐剤、注射剤、貼付剤、舌下錠など、さまざまな剤型があります。

鎮痛補助薬というものもあります。オピオイドが効きにくい種類の痛みや、副作用の緩和のために、オピオイドと併用します。鎮痛補助薬には、抗うつ薬、抗けいれん薬、抗不安薬、抗不整脈薬、NMDA受容体拮抗薬《きっこうやく》などがあります。これらは、もともとは別の症状のための治療薬ですが、作用の特性が鎮痛に利用されます。

※4〈WHO方式がん疼痛治療法の5原則〉

①経口投与を基本とする
②時間を決めて定期的に投与
③除痛ラダーにそって（痛みの強さに応じて）薬を選択
④患者に合った量を投与
⑤そのうえで患者に合った細かい配慮をする

※5〈オピオイド鎮痛薬〉

モルヒネと、モルヒネに類する化学的な特性をもつ鎮痛薬の総称。単に「オピオイド」ともいう。「医療用麻薬」とほぼ同じ意味で使われている（厳密には、医療用麻薬＝オピオイドではない）。名称は、モルヒネの原材料・ケシのラテン名「オピウム」に由来する。

予期せず急に痛みが強まったとき（**突出痛**）には、速効性の頓服薬（**レスキュー薬**）を用います。継続的に用いている鎮痛薬によって痛みをコントロールできている状態で、ふいに突出痛があらわれた場合にだけ使用します。レスキュー薬は事前に医師から説明を受けておき、突出痛が出たときには自分で服用します。

がん自体が原因ではない痛み（手術後痛など）は、基本的にはオピオイド以外の方法で除痛をはかります。しかし、ときにはオピオイドを使用したほうがよい場合があり、その場合は、医療用麻薬に精通した医師が慎重に処方することになります。

衣服がふれても痛い？ 痛覚過敏とアロディニア

痛みは、体の各部位から神経を通して脳に伝わるものですが、この神経自体が傷つくこともあります。神経が傷ついたり圧迫されたりしたことによる痛みは「神経障害性疼痛」とよばれ、その痛み方も独特です。

痛み方は、大きく2つに分かれます。1つは、とくに刺激がなくてもおこるもので、灼熱感《しゃくねつかん》のある痛みや、ビーンと走るような痛み（電撃痛）があります。いわゆる「しびれ」もそのひとつです。

もう1つは、ふつうならさほど痛みを感じないはずの刺激によって痛みが引きおこされるというものです。ささいな痛みを強く感じてしまうものは「痛覚過敏」とよばれます。また、通常は痛みを引きおこさないはずの刺激で痛みを感じる場合は「アロディニア（異痛症）」とよばれます。アロディニアでは、たとえば衣服がふれるだけで痛みを感じたり、適温であるはずの温かさや冷たさにふれても、痛みを感じたりします。

こうした神経障害性疼痛には、オピオイド鎮痛薬や非オピオイド鎮痛薬のほか、鎮痛補助薬を使って対処します。

4

痛みを伝える、セルフケアをする

体の痛みをコントロールするためには、自分の痛みを伝えることと、医師の指示を守ること、そのほかに、自分でできる工夫もあります。

痛みをうまくコントロールするために

痛みは検査でわかるものではなく、他人からは知ることができないものです。本人ががまんしていると、医師も痛みの度合いを低く見積もってしまいかねません。左ページの表などを参考に、自分の痛みを伝えてみましょう。それが適切な痛みのコントロールにつながります。できれば、鎮痛薬を服用した時間・量・効きめとともに痛みの状態をノートに書いておき、それを医師に伝えられるとよいでしょう。

痛みのコントロールは、その人の状態に合わせて、左図の3段階を目標に行われます。医師の指示を守って薬を使い、セルフケアなども取り入れてみましょう。

●痛み治療の目標

第1目標

痛みにさまたげられずに眠れる

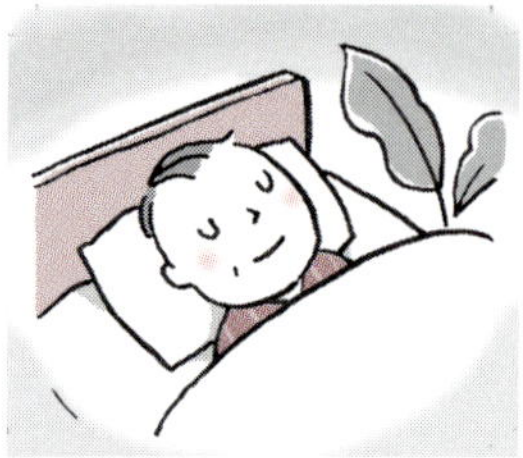

第2目標

安静時に痛みを感じない

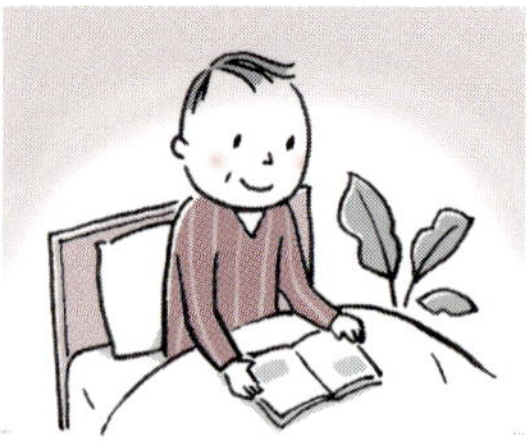

第3目標

体を動かしたときに痛みを感じない

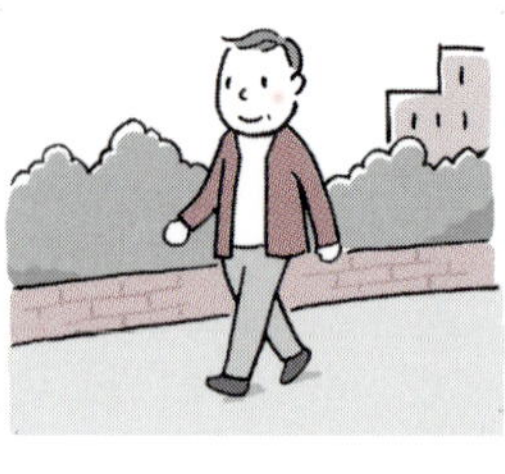

〔鎮痛薬を用いる患者さんが気をつけること〕

◎飲んだり飲まなかったりせず、決められた時間ごとに服用する

◎副作用をおさえる薬も指示通りに服用する

◎自分の判断でやめない（減薬は医師の指示のもとで）

◎できれば、服用した時間・量・痛みの変化などを記録し、診療時に医師に伝えるとよい

◎痛みや副作用が出たら、すみやかに医師や看護師に伝える

●痛みを伝えるときのポイント

時期	痛みは1日中あるか、どんなときに痛いのか、たいていはよいけれど、時々急に痛くなるのか、など。
場所	どこが痛いのか、１カ所か広い範囲なのか、痛む場所はいつも同じなのか、など。
感じ方	鋭い痛みか鈍い痛みか、ビリビリ、ジンジン、ズキズキ、しびれた感じ、ヒリヒリ、キリキリ、しめ付けられる感じ、など。
日常生活への影響	トイレやお風呂のときにつらい、眠れない、食べられない、体が動かせないのが困る、座っているのもつらい、何も手につかない、など。
痛みの程度	イメージできる最も強い痛みを「10点」、まったく痛みのない状態を「0点」とすると、今回の痛みは何点ぐらいか、など。 ■痛みを顔で表すときの例 痛みの治療を受けるとき、日々「痛み」の変化を記録しておくと役に立つことがあります。  ０～２　４　６　８　10
痛み止めの効果	「途中で切れる」「全体に少し和らいだ」「ほとんど効果を感じない」など。

［出典（左の表のみ）］国立がん研究センター がん情報サービス「がんの療養と緩和ケア」

●痛みを伝える言葉のいろいろ

・突き刺されるような
・ギクッと走るような
・焼けつくような
・うずくような
・しびれるような
・重苦しい痛み
・気分が悪くなるような痛み
・耐えがたい痛み
・身の置きどころがない　など
（ひと言で言わなくてもよいので、自分の言葉で）

●痛いときのセルフケア（自分でできる工夫）

◎動き・姿勢の工夫

衣服をゆるめ、いちばん楽だと感じる姿勢をとる。ひざを曲げて横になる、腰やひざの裏に枕をあてるなど。

動くと痛い場合は、首や体をねじるような動きを避ける。コルセットや頸椎カラーを使ったり、マットレスを低反発のものにするのも有効。

◎温める

湯たんぽやカイロで温める。血行をよくして筋肉の緊張を和らげ、痛みの原因物質の排せつをうながす（炎症のある部位や貼り薬を使った部位は避ける）。

◎冷やす

氷枕や保冷剤で冷やす。血管を収縮させ、痛みの原因物質ができるのをおさえる（傷や関節は避ける）。

◎頓服薬（レスキュー薬）

事前に医師から使い方の説明を受け、突出痛（87ページ）が出たらがまんせずに使う。がまんしすぎると痛みが複雑化する。

◎「呼吸法」など

心身のリラックスのため、47～49ページのようなリラクセーションを行う。

5

吐き気の原因とケア

長びく吐き気や嘔吐は、体だけでなく精神的にもつらいもの。原因はさまざまですが、原因ごとの対処法やセルフケアを知り、少しでも負担をへらしましょう。

さまざまな原因によって生じる不快症状

がん患者さんを悩ませる吐き気・嘔吐《おうと》には、治療の副作用によるもの、便秘をはじめとした消化管通過障害によるもの、精神的な原因によるものなどがあります。なかには時間経過とともに消失するものもありますが、多くの場合は、制吐剤《せいとざい》（吐き気止め）などの薬の服用、リラクセーション、原因となる薬剤の調整（量や種類の変更）を行うことで、和らぎます。嘔吐の際は、誤嚥《ごえん》を防ぐために横向きの姿勢で寝るようにし、安静にしましょう。

吐き気は、不快感をもたらすだけでなく、食欲不振※1によって栄養不足をまねき、嘔吐によってせっかくの治療薬や体内の電解質※2が出て行ってしまうことも問題です。電解質は神経・筋肉のはたらきに影響し、体内の水分量の調節もしているので、これが失われると脱力感やだるさ、しびれ、脱水症状のもとになります。

〈代表的な原因と対処法〉

◎化学療法の副作用によるもの

抗がん剤の成分が脳（延髄）の嘔吐中枢や消化管の粘膜を刺激して、吐き気をまねくものです。症状のあらわれ方から、①**急性**（抗がん剤を投与して数時間以内に生

※1〈食欲不振〉
食欲の減退は、他人が思うよりもつらいもの。栄養不良も問題になるが、精神的なストレスになるため、場合によっては心のケアを受けるほうがよい。
味覚の異常による食欲不振もおこりうる。化学療法や放射線療法（とくに頭頸部への照射）の副作用で、「金属っぽい味がする」「砂をかむ感じ」「塩味がわからない」といった変化をおぼえることが多い。

※2〈電解質〉
カリウム、ナトリウム、カルシウム、塩素といったミネラル。

じるもの）、②**遅発性**（24時間後から約1週間程度続くもの）、③**突出性**（制吐剤を予防的に使っていても生じるもの）、④**予期性**（過去の吐き気体験から抗がん剤を思いおこしただけで生じるもの）に分けられます。

急性と遅発性、突出性のものは、制吐剤で治療します。抗がん剤とともに予防的に制吐剤を投与されたり、遅発性の場合は抗がん剤のあとに投与されたりします。

急性の場合、多くは24時間以内でおさまります。治療薬の種類によって、どんな副作用がどのタイミングでおこりやすいかがわかっているので、事前に医師から説明を受け、吐き気がおこりやすい期間は制吐剤を携帯しましょう。早くにおこる吐き気のほうが、コントロールがしやすい傾向にあります。

予期性の吐き気は、行動療法[※3]や薬物（アルプラゾラムなどの抗不安薬）によって緩和をはかりますが、まずは急性・遅発性の吐き気を予防することが求められます。

◎放射線療法の副作用によるもの

消化器がんに対する放射線照射や、脳内の腫瘍への照射によって、治療後早期に吐き気・嘔吐が生じることがあります。また、ほかの部位への照射でも「放射線宿《しゅく》酔《すい》」といって、食欲低下や吐き気・嘔吐があらわれることがあり、数日～10日前後でおさまります。制吐剤で緩和します。

◎鎮痛薬や抗うつ薬の副作用によるもの

副作用として吐き気がおこることがあります。医療用麻薬（鎮痛薬）では、服用を始めてすぐの段階や増量したときに生じやすく、1～2週間程度でおさまります。抗うつ薬では、飲み服用にあたって制吐剤を併用すると、副作用は軽減されます。

※3（行動療法）
精神療法のひとつ。苦手な場面に出会っても不安や恐れを抱かずに済むよう、精神的ケアとともに行動面の訓練を行い、少しずつその場面に慣れさせる。

始めにあらわれることがありますが、徐々におさまってくるものです。

◎心理的な原因によるもの

緊張や不安といった心理的な要因が、吐き気・嘔吐をまねくことがあります。抗がん剤による「予期性」の吐き気・嘔吐（91ページ）も、心因性のものです。行動療法や薬物療法、リラクセーションなどの対処法があります。

◎そのほか

脳転移や脳出血によるもの、便秘や腸閉塞によるものなどがあります。原因がわからない場合も、担当医や緩和ケア医に相談し、指示を受けましょう。そのうえでリラクセーションや日常生活の工夫をし、少しでも心身への負担をへらしましょう。

吐き気をおさえる薬

抗がん剤を使用する際には、副作用の吐き気をおさえるため、あらかじめ制吐剤を併用する制吐療法※4が確立されています。さまざまな制吐剤が、その人の状態に合わせて選択され、組みあわされ、処方されます。

日本で抗がん剤投与時の予防として用いられている制吐剤は、そのはたらきからステロイド薬、5-HT$_3$受容体拮抗《きっこう》薬、NK$_1$受容体拮抗薬の3つに分けられます。それぞれ異なる作用をもつので、組みあわせると相乗効果が得られるのです。

それ以外に、メトクロプラミド（プリンペラン®など）というドパミン受容体拮抗薬、オランザピンなどの抗精神病薬《こうせいしんびょうやく》・抗不安薬などが、必要に応じて用いられます。

なお、制吐剤にも副作用があります。ドパミン受容体拮抗薬や抗精神病薬では、

※4〔制吐療法〕
がん診療ガイドライン「制吐療法」（日本癌治療学会）では、抗がん剤を使ったときの吐き気・嘔吐の生じやすさを4段階に分類し、それに応じた制吐剤の組み合わせを示している。注射薬ではシスプラチンなどが高度リスク（催吐頻度が高い）に分類され、トラスツズマブやメトトレキサート（50㎎／㎡以下）が最小度リスクに分類されている。経口薬ではプロカルバジンなどが高度リスクに、ゲフィチニブなどが最小度リスクに分類されている。

投与直後や増量時にアカシジア[※5]が起こることがあり、不安などの気もちのつらさと誤解されがちです。制吐剤の副作用については、あらかじめ医師から十分な説明があると思いますが、使用していて変調を覚えたらすぐに申し出てください。

●吐き気があるときの日常生活の工夫

◎衣服をゆるめて、楽な姿勢をとる。
◎食事量はへらし、食べられるものを少しずつとる。
◎口のなかのにおいで吐き気が誘発されるので、こまめにうがい、歯みがきを。
◎レモン水や炭酸水、氷水でうがいをするとさっぱりする。
◎部屋の換気をよくする。強いにおいや騒音を避ける。
◎症状があらわれた時間やつらさを、治療の日時とともに記録していく。医師に伝えれば治療の参考になり、自分でも症状の予測がつけられるようになるので対処しやすくなる。

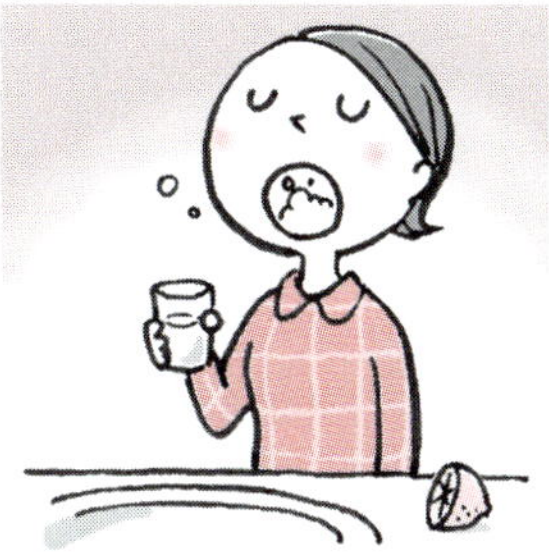
レモン水でうがいをする

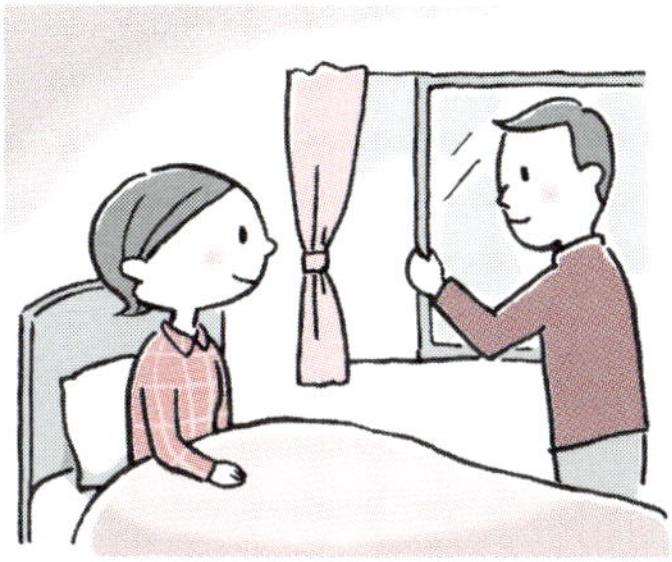
部屋の換気をよくする

●嘔吐の際の姿勢の工夫

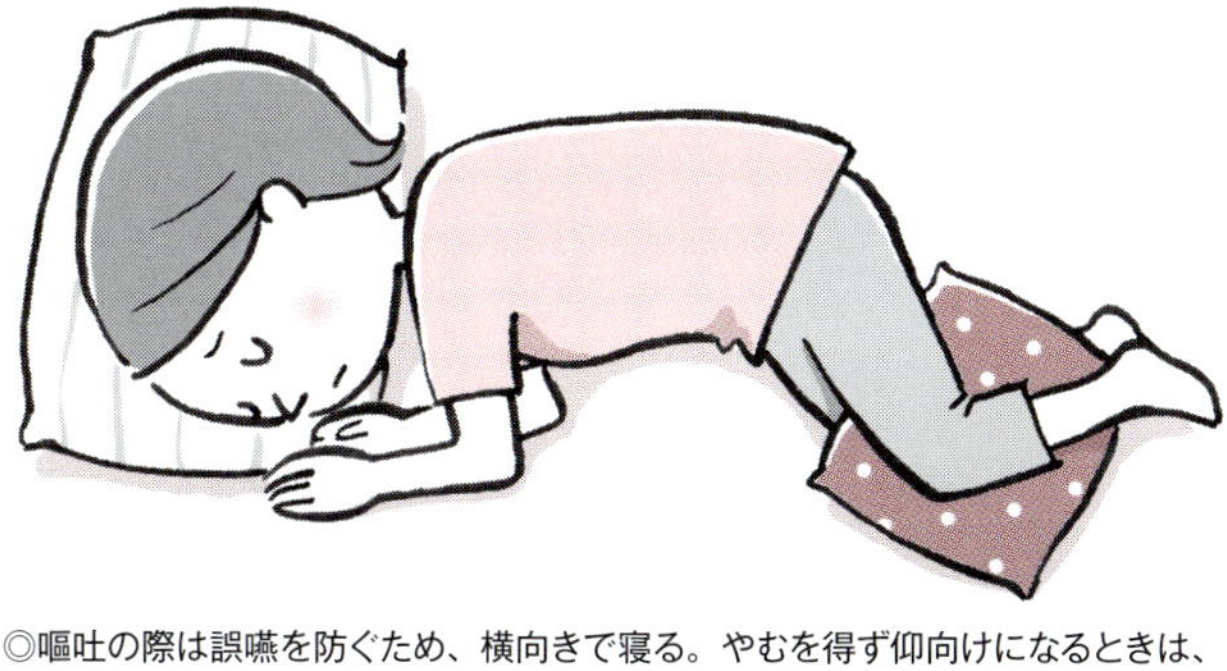

◎嘔吐の際は誤嚥を防ぐため、横向きで寝る。やむを得ず仰向けになるときは、顔だけでも横に向ける。
◎腹部の緊張をへらすため、体をやや「く」の字にし、ひざも軽く曲げると楽。
◎両脚の間やひざの裏に、クッションや枕を入れてもよい。
◎部屋は暗くし、静かな環境にする。

※5〔アカシジア〕典型的には、皮膚に虫がはうようなゾワゾワした感覚が生じるとともに、そわそわとしてじっとしていられないといった症状。69、117ページ参照。

6 だるさ（倦怠感）とそのケア

周りからは軽く見られがちな症状ですが、だるさが続くと日常生活にさしつかえ、精神的にもストレスになります。

だるさの原因とパターン

がんの療養中に、慢性的なだるさ（倦怠感《けんたいかん》）、疲労感を体験する人が多くみられます。だるさの原因は、化学療法や放射線治療によるもの、またはその副作用によるもの、脱水によるもの、呼吸障害や貧血、不眠、痛みによるもの、進行したがん[※1]による栄養不良症候群など、さまざまです。不安など、心の苦痛が影響を与えていることもあります。

だるさの程度は周囲からはなかなかわかりづらく、担当医や看護師に伝えるのもむずかしいものですが、左ページ下の表現の例なども参考にしてください。

周囲にきちんと理解してもらうためには、だるさの感じや程度、その変化などを書きとめておけるとよいでしょう。日記に記録していくと、だるさのパターンや、どんなときに悪化するのかを、自分で把握することもできます。それをもとに担当医や緩和ケア医に相談すれば、原因に合わせた治療がしやすくなります。

ほかの症状が落ち着いているときでも、だるさを抱えながら家事や仕事を行うのは、エネルギーを消耗するものです。だるさのパターンが見えてきたら、それに合わせて、やりたいことの計画や一日のスケジュールを調整できるかもしれません。

※1（進行がんによるだるさ）
がんが進行した場合には、激しいだるさに見舞われることが多い。これは慢性炎症による栄養不良症候群で、栄養をとっても激しく消費され、筋肉量が落ちて体重が減り、疲労感をまねく（がん悪液質とよばれる状態）。
対処法として、軽い運動、栄養指導、薬物療法（非ステロイド系消炎鎮痛薬、ステロイド薬）などがある。

疲労回復とエネルギーの温存を

日中の休息は、少しずつ何回にも分けてとったほうが疲れません。そして、夜はぐっすり休むことです。

不眠がある場合は、その解消が優先です。睡眠薬を用いた薬物療法、あるいは呼吸法（49ページ）やアロマセラピー、入浴、足浴、音楽などのリラクセーションによって解消をはかります。

痛みによる不眠がある場合は、痛みの緩和治療が必要です。また、薬剤による不眠の場合は、原因となっている薬剤の変更・中止が検討されます。いずれの場合も、担当医や緩和ケア医に相談してみてください。

栄養状態や体内の水分バランスも大切です。たとえば、食べられるときに少しずつ食べる、栄養補助食品を活用する、水分を十分にとって疲労物質を体外に排出するなどして、体力の低下を防ぎます。

また、楽な姿勢や体勢を心がけ、マッサージや入浴で血行をよくしましょう。可能であれば、散歩や趣味の活動で気分転換をはかったり、ウォーキング程度の有酸素運動を取り入れたりしてみましょう。ただし、疲労感があるときは無理をしないで休んでください。

だるさ（倦怠感）を伝える表現

◎脱力感をおぼえる。
◎家事や仕事がしんどい。
◎階段の上り下りで息切れがする。
◎消耗感をおぼえる。
◎集中力や判断力が落ちている。
◎やる気が出ない。
◎よく眠れない、ぐっすり眠ったのに疲れがとれない。
◎すぐ横になりたくなる。
◎何をするにも おっくうだ。

7 むくみ（浮腫）とそのケア

がんの療養中、むくみに悩む人も少なくありません。周囲から軽く見られがちな症状ですが、リンパ浮腫などの長く続くむくみは、精神的にもつらいものです。

「むくみ」を和らげるケア

むくみ（浮腫《ふしゅ》）とは、血管からもれ出るなどした体液が皮下組織に過剰にたまるため、その部位が腫れ、重くだるくなる症状です。がん自体やがん治療の影響、心臓や腎臓の機能低下、貧血、低栄養などによって、全身にむくみを生じることがあります。

また、リンパ節郭清《かくせい》術や放射線治療を受けた場合に、腕や脚、下腹部に**リンパ浮腫**（リンパ液の流れがとどこおって生じるむくみ）を発症することがあります。乳がん、子宮がん、卵巣がん、前立腺がん、皮膚がんなどで手術や放射線照射を受けたときにおこりやすいのですが、治療後すぐにみられるケースから、治療後何年もたってからみられるケースなど、個人差がとても大きい症状です。進行すると、皮下組織がかたくなり（線維化）、腫れも大きくなります。リンパ浮腫がみられたら、できるだけ早く治療を始めることが大切です。1か月に1度ほど、目で見たり手でさわったりして左右を比べて、むくみがないか確認してみましょう。

リンパ浮腫の代表的な治療に、**用手的リンパドレナージ**が挙げられます。これは医療用のマッサージ法（手技療法）で、特別な手技が必要です。腕や足でとどこお

※1〔スキンケア〕
リンパ浮腫は、炎症をきっかけに生じたり悪化したりしやすい。炎症を予防するため、皮膚を清潔に保つ、皮膚の乾燥を防ぐ、けがをしないように注意するといったケアが大切。

※2〔弾性着衣購入費用の補助制度〕
リンパ浮腫治療のための弾性スリーブや弾性グローブ、弾性ストッキング、弾性包帯の購入費用は、療養費の申請を行えば一部支給が受けられる。くわしくは購入する前に医療機関で確認を。

ったリンパ液の流れをリンパ節へとうながし、むくみを解消します。ただし、状態によっては実施しないほうがよい場合もあるので、専門家に相談しましょう。

弾性ストッキングなどの**弾性着衣**をつけるという治療法（圧迫療法）もあります。弾力をもつ着衣で皮下組織を圧迫し、リンパ液の流れをうながすものですが、適切に用いないと悪影響が出るため、専門の知識・技術のある医療者のもとで行います。

こうした治療は、※1スキンケアや無理のない運動、日常生活上の工夫といったセルフケアを組みあわせて行うことが勧められます。セルフケアについても、できれば専門医の診察や指導を受けるとよいでしょう。

長く続くむくみの症状は、精神的にもつらく、日常生活にもさしつかえます。周囲に理解を求め、無理をせずにすごすようにしましょう。弾性着衣の購入費用は、リンパ浮腫の治療用であれば※2一部補助が受けられる制度もあります。

●弾性着衣の例

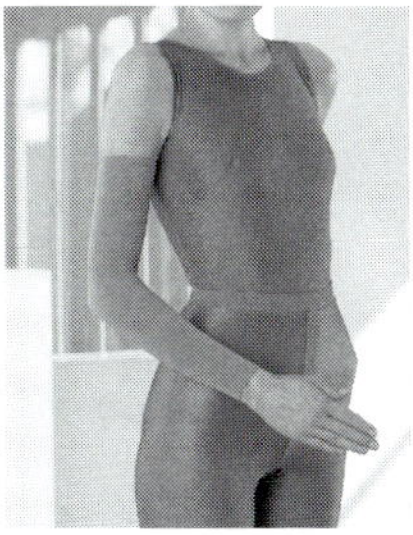

弾性スリーブ

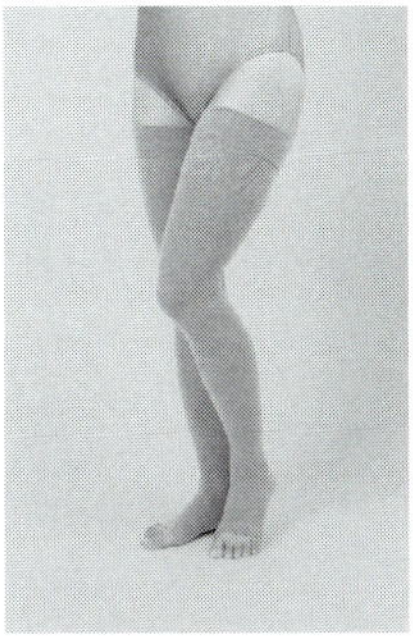

弾性ストッキング
（写真提供：ユコー株式会社）

●むくみがあるときの日常ケア

むくみのある部位を高くして寝る。
クッションや枕・布団を下に入れ、少し高くなるようにする。
座っているときも、オットマン（足台）などで足を上げる時間をつくるとよい。

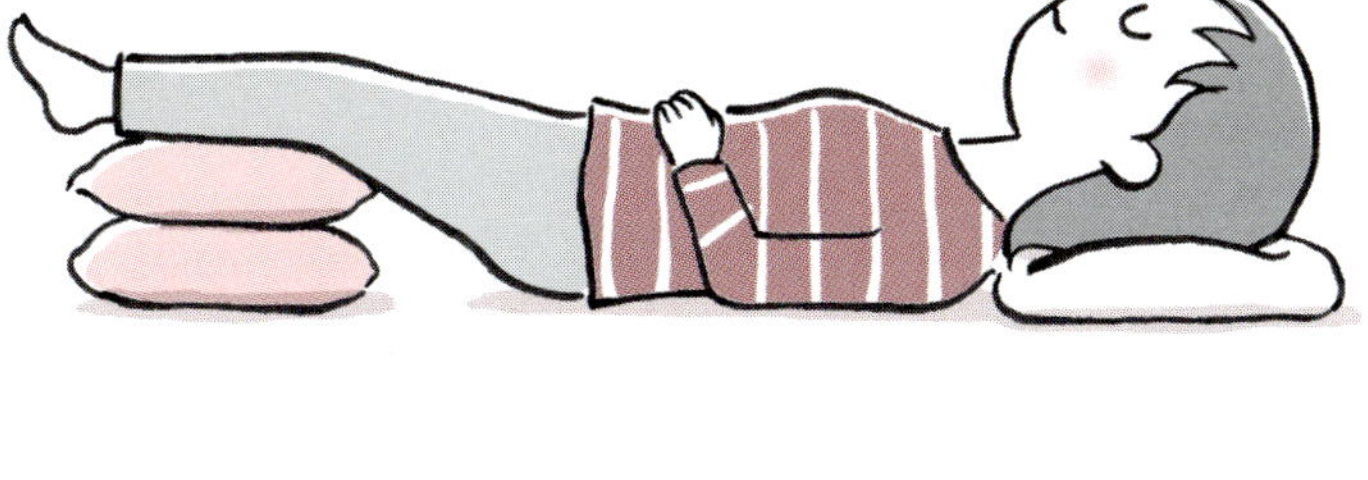

8 体のしびれ、しびれに似た違和感

病気や治療の影響で、しびれや、しびれに似た違和感を生じることがあります。それらは「神経障害性疼痛《とうつう》」のひとつで、さまざまな感じ方をするものです。

しびれの症状を伝える

しびれや、しびれに似た痛みなどの違和感は、検査結果や外見でわかるものではないので、まずその感じ方を周囲の人に伝える必要があります。たとえば「正座をしたあとのジンジン、ピリピリするような感じ」「虫がはうような、むずむずした感じ」「足の裏に剣山があたっているような感じ」「小石の上を歩いている感じ」「ヒヤッとする感じ」など、自分の感じを言葉で表現してみましょう。

症状が軽いうちに対処を始めたほうが効果的です。しびれが生じている部位（手足なら左右のどちらか、先のほうかつけ根のほうか、どのくらいの範囲か）、どこからどのように始まったのか、どんなことに不自由を感じているのか。そのような点も具体的に伝えると、診断に役立ててもらえるでしょう。

がん患者さんのしびれの原因には、がん自体によるもの、がんが血管に浸潤したことによるもの、抗がん剤の副作用によるものなどがあります。いずれも、**末梢神経**（脳から体のすみずみへ伸びる細い線維で、感覚を脳へ伝えるなどの役割がある）が、がんや薬の成分によって圧迫されたり、傷ついたりするとおこります。

こうした末梢神経障害では、手や足がピリピリ、ジンジンしたり、感覚がにぶく

しびれによって生じる不自由さの例

◎はしを持ちにくい　◎ボタンをかけづらい
◎文字が書きづらい
◎スマートフォンが使いにくい
◎靴がうまくはけない　◎転びやすい
◎冷たいものに過敏になる
◎手足の先が冷たい

なる（感覚鈍麻）といった感覚異常をまねきます。また、血管にがんが浸潤した場合は、血管の収縮や弛緩、周囲のリンパ管の炎症がおこり、やけるような痛みやしびれが広がることがあります。

脊髄（中枢神経）の障害も、しびれなどの感覚異常をまねきます。脊髄に圧迫や損傷があると、そこからのびる神経が支配する領域の感覚がにぶくなり、しびれなどをともないます。また、それより先に、ひどいしびれをともなう痛みを生じることもあります。

しびれの対処法

しびれが生じたときの対処法としては、血行の改善、よい姿勢を保つ、体の保護[※1]、オピオイド鎮痛薬による薬物療法などが挙げられます。まず担当医に症状を伝え、対処法を相談しましょう。

血行改善の方法は、ぬるめのお湯での入浴や、ウォーキング、痛みがない場合であればマッサージも効果的です。寒い季節には、手袋や厚手の靴下で手足の保温を心がけ、できるだけ肌を露出しないようにしましょう。

抗がん剤の副作用による手足のしびれは、積極的に動かすことが大切です。手足の指先を動かす、筋肉を曲げ伸ばすなど、無理のない範囲で行いましょう。

食事では、ビタミンCやビタミンEを積極的にとり、バランスのよい栄養を心がけるとよいでしょう。

※１〈体の保護〉
しびれがあるときは、温度覚、痛覚、触覚などの感覚がにぶくなっているので、熱傷（やけど）や凍傷、打ち身、切り傷などに注意。足の指がしびれているときは、すべりにくい靴をはき、段差を意識して動く。下着などの衣服、寝具はできるだけ圧迫が少ないものを選ぶようにする。

9 呼吸困難感を和らげるケア

呼吸困難の原因には、身体的な問題のほかに精神的な問題が存在することもあります。また、呼吸困難感は、それ自体が精神的なストレスともなります。

治療と日常の工夫で呼吸困難感をへらす

呼吸困難感の原因には、肺や気管支といった**呼吸器官の問題によるもの**と、**それ以外の身体症状によるもの**があり、また、**精神的な原因によるもの**もあります。

肺や気管支以外の身体症状によるものでは、胸水がたまっている場合と、腹水や便秘によって横隔膜が圧迫されている場合、強度の貧血による場合などがあります。

精神的な原因としては、不安や恐怖が、呼吸困難感を強めることがあります。

対処法は、まず呼吸困難感の**原因となっている病気・症状の治療**が行われるほか、**酸素療法と薬物療法**がとられます。酸素療法は血中の酸素濃度が低い場合に行われ、酸素吸入を行うことで息苦しさを軽くし、酸素不足のために弱っていた体の組織の機能を改善します。薬物療法では、モルヒネを用いて脳の中枢にはたらきかけることで、息苦しい感じを軽くし、せきを鎮めます。同じ目的でステロイドを使用する場合もあります。

ほかに、次のような日常の工夫によって呼吸困難感をへらすことができます。

◎室内の空気の調整

換気をよくし、室温や湿度をやや低めに、快適に保つようにします。

◎楽な姿勢をとる

枕やマットレスを使って上半身を起こした姿勢をとるなど、楽だと思える姿勢[※1]をとりましょう。衣類はゆったりしたものにし、寝具による圧迫も避けます。

◎痰《たん》を出す、口の中をうるおす[※2]

水分をとり、うがいをしたりして、痰にねばりが出ないようにしましょう。長く同じ姿勢でいると痰がたまるので注意します。痰を出しやすくする薬もあります。

◎食事の工夫

楽なときに食べるようにします。水分を多めにし、高カロリーで食べやすいものをとるようにします。とろみをつけた、飲みこみやすい食品[※3]もあります。

◎排便の調節

排便の困難によって呼吸困難感も増すことがあるため、水分を多めにとるなど、便秘に注意しましょう。腹部のマッサージも有効です。ふだんの排便習慣によりますが、おおむね3日以上の便秘は担当医や看護師に相談し、浣腸などを使います。

◎心のケアをする

不安感や恐怖感が原因となることがあります。身近な人に話を聞いてもらったり、場合によっては心のケアの専門家（58ページ）に相談するようにしてください。

◎その他

入浴による疲れや、不必要に多い会話によっても呼吸困難感が増すので、入浴時間を短めにする、会話はゆっくりと行うなどの工夫をしましょう。また、睡眠を十分にとることも必要です。不眠が続くときは医師に相談しましょう。

※1〔呼吸困難時の姿勢〕
枕などを抱えて前方の机にうつぶす姿勢や、上体を起こした姿勢など、自分がいちばん楽だと思える姿勢をとるようにする。ただし、長時間同じ姿勢でいると褥瘡《じょくそう》（床ずれ）をおこしたり、痰がたまりやすくなったりするので、ときどきゆっくりと姿勢を変えるようにする。

※2〔口のなかをうるおす〕
口のなかが乾燥すると感染症にかかりやすくなる。痰にねばりが出ないようにするという目的のほか、感染症予防のためにも、うがいや歯みがきをまめに行うとよい。

※3〔飲みこみやすい食品〕
とろみをつけた増粘《ぞうねん》食品やゼリーは薬局でも購入できる。嚥下《えんげ》障《しょう》害《がい》（飲みこみにくくなること）については担当医や看護師、作業療法士に相談し、口のなかのケアとあわせて指導してもらうようにする。

Q&A

Q がん治療を受けながら、緩和ケアも受けられますか？

A 受けられます。「緩和ケアは積極的治療ができなくなった人のためのもの」と思われがちですが、それは誤解です。

入院してがんの治療を受けているとき、あるいは外来で化学療法や放射線療法などを受けているとき、心身の苦痛が大きく専門的なケアが必要と判断されれば、並行して緩和ケアを受けることができます。

いま治療を受けている病院に緩和ケアチームがあれば、担当医や看護師に申し出てみましょう。担当医のもとで治療を続けながら、緩和ケアチームが診療に加わります。

一般病棟から退院しても、引き続き外来で、緩和ケアを受けられます。通院でがん治療を続けてきた場合には、並行してその医療機関の（なければほかの医療機関の）緩和ケア外来を受診することができます。外来では、予約をとって受診するようにします。

ほかの医療機関の緩和ケア外来を受診する際には、がん治療の担当医から紹介状（診療情報提供書）や画像検査資料などを提出してもらう必要があります。不明な点は病院の相談室や地域医療連携室などに相談してみましょう。

Q 入院している病院に緩和ケアチームがないときは？

A 入院している病院に緩和ケアチームがない場合は、体の痛みに対しても担当医や麻酔科医などによる疼痛《とうつう》治療が行われるでしょう。それでも、なかなか痛みが和らがない、痛みをうったえても十分な対処をしてもらえないようなときは、まず病棟の看護師に相談してみてください。「痛みが強くて眠れない」「痛くて治療意欲がわかない」など状況をくわしく伝えて、必要な措置をとってもらいましょう。

看護師も忙しそうでなかなか相談できない、という場合は、がん相談支援センター（44ページ）や病院の相談室に申し出てみましょう。

都道府県が認定した「がん診療連《れん》携拠点《けいきょてん》病院」等※1にも相談窓口が設置されていることがあります。また、自治体の役所で「がん医療相談室」を設けているところもあります。

※1名称は各病院によって異なる。79ページ参照。

Q がん治療はもういいので痛み止めだけ欲しいのですが、一般病棟にいてはいけませんか？

A　いま積極的治療（化学療法や放射線治療など）を行っているということは、担当医はまだ治療困難ではないと判断しているのでしょう。けれども、あなた自身はもう治療を希望しない。どうして希望しないのでしょう――。まず、その理由をできるだけ正直に担当医に伝えてみましょう。

たとえば抗がん剤の副作用がとてもつらいとき、積極的な治療は休止して、自分らしい生活を取り戻したいと望むこともあるでしょう。また、ちっとも症状が改善されず、いま行っている治療に納得がいかない、あるいは医療スタッフとの相性がどうも悪く感じて、治療に前向きに取り組めないなど、悩みや気がかりはいろいろだと思います。

もし担当医に言いづらければ、看護師や、緩和ケアチームの医師やスタッフに話してみましょう。病院の相談室や、あるいは院外の相談窓口（がん相談支援センターや、がん情報サービスサポートセンターの電話窓口※2）に相談してみるのもよいでしょう。

たとえ積極的治療はやめても、痛みなど心身のつらさが強いようなら、その苦痛を和らげる処置（緩和ケア）は続けたほうがよいでしょう。その際、一般病棟に入院したまま緩和ケアだけを受けられるかどうかは、病院により異なります。多くの場合は、なかなかむずかしいことでしょう。退院して、通院で緩和ケア外来を受診する、あるいは在宅緩和ケアを受けるといった選択肢があります。

また、緩和ケア中心の入院が必要なときは、緩和ケア病棟やホスピスに移る（転棟、転院）という方法があります。ただ、事前に登録して入院審査を通っても、空きがなければすぐには移れません。予約のうえで、しばらく一般病棟で緩和ケアだけを受けるという方法も、可能かもしれません。病院の相談室や看護師に相談してみましょう。

担当医と相談して抗がん剤治療を中止することになったときは、その後の方針については、家族もまじえて担当医と十分に話しあうことが必要です。どのように療養していくのか、苦痛を和らげる緩和ケアをどのように続けていくのか、よく相談して決めていきます。

※２〔がん相談支援センター／がん情報サービスサポートセンター〕→ 43 ～ 45 ページ参照。

Q&A

Q 緩和ケア病棟の空き待ちの間は、どうすればよいでしょう?

A 緩和ケア病棟への入院を望むときは、病院の相談室(45ページ)やがん相談支援センター(44ページ)に申し出て、本人や家族の希望に合った施設をいくつか紹介してもらいましょう。予約のうえで希望施設の医療ソーシャルワーカーと面談し、施設内を見学し、そして緩和ケア外来で医師の面談・診察を受けるのが一般的です。

病院の入棟審査(判定会議)に通ったら予約リストにあげられ、手続きをして病棟の「空き」を待つことになります。

すぐ入院できることもありますが、実際には満床のケースが多く、厚生労働省のデータ(※後述)では平均待機期間が2週間以上の拠点病院が約35%となっています。また、予約リストに入っても順番通りに入院できるわけではなく、必要度のより高い患者さんが優先されることもあります。

待機期間は、一般病棟や療養病棟で対応するというケースもあるようです。しかし多くの場合は、現在治療を受けている医療機関で心身の苦痛のケアを継続していく、あるいは予約入りした病院の緩和ケア外来を受診する(ただし病状が悪化しても緩和ケア病棟への緊急入院はできません)という方法がとられるのではないでしょうか。施設によって状況が異なるので、くわしくは希望する施設と、現在の医療機関・スタッフに尋ねてみてください。

※出典：厚生労働省「がん対策について／緩和ケア病棟入院までの平均待機時間」(平成23年)。がん診療連携拠点病院(66施設)における緩和ケア病棟に入院した患者の申し込みから入院するまでの平均待機期間。平成21年1月1日～12月31日に緩和ケア病棟に入院した人が対象。

Q 在宅緩和ケアで、十分に痛みはとれますか？

A 痛みは十分にとれると思います。在宅緩和ケアは、住み慣れた自宅や、グループホームなどの居宅型施設で受けられます。痛みについては、訪問診療医が医療用麻薬や鎮痛補助薬などを用いて除痛をはかるので（注射や点滴もできます）、入院による緩和ケアと同等の治療効果が期待できます。在宅緩和ケアは、患者の心身の苦痛をできるかぎり取り除き、その人らしい日々の暮らし方を支えるものです。その安心感は、心身によい影響をもたらすでしょう。

　在宅医療では、「在宅療養支援診療所」を中心にして、24時間対応の緩和ケアチームが整えられます。「在宅療養支援診療所」とは、在宅患者や家族からの電話連絡を終日受けることができて、いつでも往診を提供できる診療所です。地域の病院・診療所や24時間体制の訪問看護ステーションとの連携があり、介護支援専門員（ケアマネジャー）との連携も定められています。緊急入院の受け入れ態勢もあります。

　たとえば進行がん（末期がん）の場合、医師が週に1回、看護師が週に3回訪問して診療・看護にあたるというのが一般的です。もし病状が悪化したときは、いつでも電話連絡ができて、必要なら緊急で往診します。在宅医療には家族などによる介護も必要ですが、訪問診療のスタッフは、家族への支援も行います。

　高齢者（65歳以上）であれば、介護保険も利用（※後述）して療養を続け、看取りから家族のグリーフケア（悲嘆のケア）まで、在宅緩和ケアチームが一貫して行うこともできます。

　地域によって在宅医療の体制には差がありますが、まずは病院の相談室や、地域包括《ほうかつ》支援《しえん》センター、地域の訪問看護ステーションなどに相談し、病状や希望に合いそうな在宅医を紹介してもらいましょう。そして事前にその医師に会い（家族が会いに行ってもよい）、疑問点などを解消してから決めるとよいでしょう。

※40歳以上の末期がんにも介護保険が適用される。要介護認定には1か月かかることが多いが、末期がんの人には配慮するようにとの通達が厚生労働省から出ている。

Q&A

Q 医療用麻薬は中毒になりますか？ だんだん効かなくなりますか？

A 適切に用いれば、そのようなことはありません。「麻薬」と聞くと、どうしても麻薬中毒（薬物依存）をイメージするかもしれませんが、痛みの緩和に用いられる医療用麻薬（モルヒネ、オキシコドンなど）は、がんによる疼痛《とうつう》に対して適切に用いられているかぎり、薬物依存の心配はありません。

薬物依存をおこすのは、痛みのない状態で麻薬を使用した場合です。脳の中で特定の神経回路（ドパミン神経系）が過剰に興奮し、ドパミンという化学物質が出て、強い快楽を感じるのです。そして何度もその快楽を求め、薬を使わないではいられない、中止すると不快感におそわれるといった状態（精神依存・身体依存）をまねきます。また、同じだけの快楽を得るのに必要な薬の量が増えていくという「耐性」も生じてしまいます。

しかし、がんによる痛みがある状態ならば、医療用麻薬を用いても脳内のドパミン神経系はほとんど活性化しないことが確かめられています。医療用麻薬は痛みの伝達ルートの遮断にだけはたらき、強い鎮痛効果をもたらします。がんによる疼痛があるかぎり、長期間使用しても薬物依存や耐性は生じないと考えられます。

痛みが和らいできたら、医療用麻薬は減量することができます。医師の指示によって減薬していきます。

もし痛みが増強したら、使用量を増やしたり、ほかの薬剤と組み合わせたり、ほかの薬剤に変更したりして対応します。増量や薬剤の変更をしたとしても、それは痛みの性状や強さに合わせての変更であって、耐性が生じている（効かなくなっている）わけではありません。

医療用麻薬にも副作用がありますが、副作用対策は確立されていて、たとえば吐き気に対しては制吐剤《せいとざい》を併用して発現をおさえます。

がんによる疼痛が強いときは、ためらわずＷＨＯ方式（85、86ページ）にしたがって医療用麻薬を使用するべきです。きちんと痛みを和らげることで、生活の質は著しく向上するでしょう。精神的苦痛が軽減されて、自分らしく日々をすごせるようになり、見守る家族の負担もへるのではないでしょうか。

Q 激しい痛みで眠ることもできず、もう何も希望が見いだせません。医療用麻薬で安楽死できますか？

A 激しい痛みのために生きる意欲をなくすことは、けっしてまれなことではありません。まず、その痛みを軽くすることができる適切な緩和医療を、ぜひ受けてください。担当医や病院の相談室、院外の相談窓口（43、44ページ参照）に、その気もちを伝えて相談してみてください。ご家族などが代理で相談してもよいのです。

医療用麻薬を安楽死に使うことはできません。安楽死とは、苦痛から解放するためにその人の「命を終わらせる」ことを目的とし、致死性薬物を投与したり、必要な医療処置をしなかったりして死期を早めることです。日本では現在、安楽死は認められていません。

しかし、医療用麻薬や鎮痛補助薬をうまく組みあわせ、投与する量や回数を調整していくことで、死にたいほどの痛みから抜け出すことは可能です。苦痛にはがん以外の要因（不眠による精神不安定など）がからんだ場合もあるので、そのケアを行うと、それまで効かなかった鎮痛薬が効いたり、がまんできる程度に和らいだりもします。それで気もちが変わる人もいるのです。

残念ながら終末期には、医療用麻薬でも取りきれない、耐えがたい苦痛に見舞われる人が、ひじょうに少数ながら存在します。この苦痛を和らげる方法として「鎮静（セデーション）」があります。これは、薬物を用いて患者さんの意識を低下させるという医療行為で、うとうとしてすごす、あるいはぐっすり眠ることで痛みや呼吸困難の苦しさを遠ざけるのです。その目的、方法、結果において、安楽死とはまったく異なります。鎮静の目的は、患者の死ではなく苦痛の緩和です。方法は致死性薬物ではなく鎮静薬の投与です。患者の苦痛は和らげられ、死期を早めることはありません。

鎮静も緩和ケアのひとつなのですが、本人にも家族にも、これはむずかしい選択です。深い鎮静に入れば、その後はもう周りの人との意思の疎通はできなくなります。医師と家族をまじえて十分に話しあい、本人の明確な意思（または意思をもっていたという推定が可能なこと）と家族の同意があり、ほかの手段ではもう苦痛を緩和できず、考えうる手段のなかでもっともこれがふさわしい行為だと考えられたときに、初めて行われる医療行為なのです。

Q&A

Q 夜に意味不明のことを言ったり暴れたりしたらしいのです。医療用麻薬による中毒なのでしょうか？

A がんによる痛みを和らげるために、医療用麻薬を医師の指示通りに使用しているのであれば、麻薬中毒ということはありません。それは「せん妄《もう》」という一過性の認知機能障害かもしれません。

せん妄は、意識が混濁し、記憶障害や見当識障害（現在の状況が認識できない）などがあらわれる状態です。幻聴や幻覚が生じ、そのせいで声をあげたりすることがありますが、本人はそれを覚えていないことが多いのです。症状は夜間にひどくなりますが、日中は比較的平穏です。

がん患者さんの場合、さまざまな要因によってせん妄をまねくことがあります。医療用麻薬もそのひとつに挙げられますが、医療用麻薬のみがせん妄の原因になることは少なく、多くは発熱、感染、貧血、低酸素など、体の状態がよくないときに出現します。

また、次のような人にも、せん妄はよくみられます。

・高齢者
・がんが進行し、全身が衰弱している
・脳梗塞や頭部の外傷など、頭部の疾患の既往がある
・大きな手術のあと
・糖尿病、感染症、肝不全、腎不全、循環器などの疾患を合併している
・多種類の薬剤を服用しつづけている（向精神薬《こうせいしんやく》など）
・抗コリン薬、抗パーキンソン病薬などを服用している（副作用）

また、次のようなことがせん妄の誘因となります。

・不眠などの睡眠障害
・環境が変わった（転院など）
・昼夜の区別がつきにくい環境（窓の外が見えない、夜間の騒音や明るすぎる照明など）
・コミュニケーションがとりにくい状況（補聴器や眼鏡が必要なのにつけていないなど）
・便秘、脱水、排尿障害、痛み、かゆみなどの放置

高齢者では認知症とまちがえられることもありますが、対処法が異なるので、医師にしっかり診断してもらうことが大切です。

第4章 実際の患者さんの事例から

心の苦痛の内容や、それを取り巻く状況は、人によりさまざま。
それでも、他の患者さんの体験談が
参考になることも多々あるでしょう。
苦痛のなかで努力したことをほかの患者さんに伝え、
糧にしてもらうことが、自分自身の喜びとなる場合もあります。
この章では、実際の患者さんの事例を紹介します。
※プライバシー保護のため、状況の細部は少しずつ改変しています。

case 1

U・Kさん〈50歳代・女性〉

心と体の問題①

「再発の恐れ」にとらわれてしまう

Uさんは大学時代からずっとひとり暮らしで、商社をやめてからは技術翻訳を請け負い、朝から夕刻まで家で仕事に打ちこむ日々を送ってきました。

乳がんと診断されたのは1年ほど前のこと。乳房部分切除術《にゅうぼうぶぶんせつじょじゅつ》を受け、再発防止のため術後放射線療法を5週間かけて行い、現在はホルモン療法を続けています。

担当医から聞いた再発率は約20%※で、6か月ごとの定期検診（診察）を指示されています。

乳がんと診断されたときから、自分なりに情報を収集して手術方式にも納得し、補助療法についても心がまえをしたつもりでした。術後は「病気に負けてたまるか」と気を張ってきましたが、放射線療法を終えたころから、体にちょっとした違和感をおぼえるたび、**がんが再発したのではないかとおびえるようになり**ました。そして担当医に、確認の電話やメールをひんぱんに入れるようになったのです。

2度目の定期検診では画像検査なども行われました。その10日後に担当医の診察があったのですが、病院を訪れる1週間ほど前から**緊張がたかまり、夜も眠れず、何も手につかなくなり**ました。再発していたらどうしよう、きっと再発しているにちがいない……。

しかし、検査結果でも担当医の視触診でも、再発を疑わせる変化は見られませんでした。

担当医は、Uさんがまた受診前に混乱するのではないかと心配して、Uさんに**心理士**との面談を勧めてくれました。

心理士との面談は、**病院の相談室**で50分間ほど行われました。「再発の恐れにとらわれていること」を吐き出したUさんに対して、心理士はこんなアドバイスをしたのです。

「**不安**は本来、正常な心の反応で、危機に備えなさいと警告してくれるアラーム（警報）のようなもの。病気が再発するかもしれないという恐れから落ち着きを失うのはもっともなことだけれど、Uさんの場合はそれが過剰になりすぎていて、日常生活にも支障が出ているようなので、少し工夫が必要ですね」。

Uさんは、ほんとにその通りだと思いました。心理士はさらにひとつの提案を。

「**日誌**をつけてみてはどうでしょう。名づけて不安日誌。一日の活動や出来事を記し、それぞれにおける不安の程度を最高１００点として自己採点し、記録するんです」。

自分を客観的に見つめてみるという提案に興味を示したUさんは、さっそく日誌をつけ始めてみました。

そして、ひとりで何もせずにいるときほど強い不安におそわれることをあらためて認識。仕事や家事、外出時、誰かといっしょにいるときは、わりと落ち着いてすごしていたのです。

意識して、これまでよりもこまめに家事をこなし、仕事量も少し増やしてみました。それから、乳がんが再発しても前向きに仕事を続けている友人に連絡をとり、ときおり会って話をするようになったのです。**日誌の活用と気もちの整理、そして友人との時間**によって、Uさんの不安は少しずつ和らいできました。

いまは「もし再発したら、そのときはそのときだ。**不安に支配されて一日をすごすのはもったいない**」という心境で、病気以前のような毎日をすごしています。

※　乳がんの再発率は病期のほか、その人のホルモン感受性などによって異なります。

●**心理士**
カウンセリングと心理検査を行う専門家です。心理療法士、臨床心理士などの呼称があります。↓60、61ページ

●**病院の相談室**
病院によりますが、治療や療養生活全般にまつわる悩みを聞く相談室を設けていることがあります。↓34、45ページ

▼多くの患者さんが再発に不安を抱きながら療養しています。患者会などで気もちを話し、思いを共有するのもよいでしょう。

case 2

T・Aさん〈60歳代・男性〉

心と体の問題②

吐き気やだるさ、食欲不振がひどくて意欲がわかない

Tさんが大腸がんと診断されたのは3年ほど前のこと。病期はⅣ期（ステージ4）で、すでに肝臓や肺への遠隔転移が認められて切除はできず、治療法として全身化学療法（mFOLFOX《エムフォルフォックス》6療法）が提案されたのです。

それまで病気らしい病気はしたことがなく、Tさん夫妻にとって、がん告知は青天の霹靂《へきれき》でした。さらには手術ができないという現実に、しばらくTさんは呆然《ぼうぜん》とすごしていました。

それでも、「この全身化学療法は大腸がんの標準治療のひとつで、いままでの方法よりも延命効果が期待できます。がんばって病気の進行を遅らせていきましょう」という担当医の言葉にはげまされ、治療を始めたのです。

2種類の抗がん剤と補助剤、制吐《せいと》剤《ざい》（吐き気止め）を同時併用する方法で、46時間の持続静注（点滴）もあり、これを2週間ごとにくり返します。効果や副作用によって、薬の量や種類を変更しながら化学療法を続けていましたが、病気は徐々に進行してきました。

最近は、抗がん剤を投与されると、制吐剤を用いているにもかかわらず**吐き気**におそわれ、全身の**だるさ**が強まり、食事もとれなくなり、すぐ横になってしまいます。1週間ほどで症状は回復してきますが、体調が戻りきらない状態で次の投与日がやってきて、すぐまた副作用に悩まされます。

それでも、すでに独立している子どもたちには弱みを見せず、診察室では担当医を前に気丈にふるまい、**吐き気やだるさのことを口にすることはありませんでした**。Tさんは、弱音を吐いたとたん、きっと病気が暴れ出すにちがいないと思っていたのです。

がん告知を受けて、「残りの人生、がんと共存しながら精一杯楽しも

う」と決意していたものの、副作用のつらさはTさんの**気もちを沈め、何かしようにも意欲がわかず、家に引きこもりがちに**なってきました。

これまで診察にも必ずつきそい、夫の様子を目のあたりにしてきた妻は、夫の性分も理解しているので、あえて口をはさまずにきました。しかし、ここへきて、さすがにTさんの状態を見かね、「いちど○○先生にぜんぶ話して、なんとかしてもらおう」と夫を説得しました。そして次の受診時、これまでの状況を担当医に伝えたのです。

担当医は、どんな小さな変化でも遠慮なく伝えてほしい、できるかぎり対応すると言ってくれ、さっそく吐き気に対する薬剤の量と種類を調整してくれました。担当看護師からは、だるさや食欲不振を少しでも軽くするためのアドバイスも受けました。栄養補助食品も利用してみる、できるだけ**自分のペースで活動する、**横になってばかりいるよりも、ときおり**軽く体を動かすほうが倦怠《けんたい》感《かん》は軽減される**——。

その後、副作用は徐々に軽くなり、それにあわせて意欲もわいてきて、趣味の家具づくりにいそしんだり、ウォーキングに出かけたり。Tさん夫妻に日常生活が戻ってきました。

▼抗がん剤の副作用でうつ病になるわけではありませんが、副作用による体のつらさが強く、それが解消されずに続くと、抑うつ状態をまねきます。放射線治療や手術後の体のつらさによっても、同じようなことがありえます。

▼体のつらさは、がまんせずに担当医や看護師に伝えましょう。↓76、90、94ページなど

case 3

M・Sさん〈40歳代・女性〉

心と体の問題③

脱毛が始まって、人前に出たくない

Mさんはずっと夫と共働きでしたが、親の介護をきっかけに仕事をやめ、いまは専業主婦。卵巣がんと診断されて手術を受け、両側の卵巣を切除しました。

担当医から、術後に更年期のような症状があらわれると聞いてはいました。それは卵巣からの女性ホルモン分泌がなくなることによる「卵巣欠落症状」で、個人差が大きいという説明も受けていたのですが、さっそくほてりや発汗、動悸《どうき》、イライラなどがあらわれると、ひどく落ちこみました。

病期はⅡ期（ステージ2）で、再発予防のための術後化学療法（6サイクル）が始められましたが、さいわい吐き気は軽く、それほどつらくはありません。でも、初回投与から2週間目に、**脱毛が始まった**のです。

髪の毛だけではなく、まつ毛やまゆ毛など、全身のあらゆる毛が抜け落ちていく。抜けるときには、**毛が引っ張られるような痛み**をともないました。

卵巣欠落症状があらわれたときもさびしさにおそわれましたが、脱毛した自分の姿を見るのはさらに切なく、入浴したときには**涙がとめどなくあふれて**きます。子どもをもたず、仕事もやめてしまった。そのうえ、こんなみじめな思いを味わっている……。Mさんは、**自分で自分を追いこんでしまっていた**のです。

もう誰にも会いたくない。家に引きこもりがちで、買い物は夫に頼り、ごみ出しは早朝に……。なるべく近所の人の目につかないように行動するようになりました。

桜が満開の時期でした。外来受診の際、いつも何かと気づかってくれる年輩の看護師から、「新しい季節になったのだから、おしゃれして出かけてみれば？」と明るい声をかけられました。

（いまさらおしゃれって、こんな

姿でどうするの——!?）と怒りの感情がわいたとき、看護師はひと言。「ウィッグ（かつら）という手もあるじゃない」。

考えてもいませんでした。そんなふうに自分を偽ってしまうと、もっとつらくなるとMさんは思いこんでいたのです。でも、看護師の言葉はすとんと胸におちて、自然と心のスイッチが切りかわったように感じました。

がん相談支援センターの**患者サロン**で専門店の場所を教わり、勇気を出して店へ。**医療用ウィッグ**は高価なものと思いきや、既製品なら意外と求めやすい価格でおどろきました。

脱毛前と同じヘアスタイルを考えていたのですが、うしろ向きで引っこみ思案になっていた自分に嫌気がさしていたので、思いきってずっとあこがれていたヘアスタイルのウィッグを選択。着け心地は悪くないし、けっこう似あっているし、なんだか不思議と気もちがはなやいできました。

つけまつ毛もあるし、アイブロウを使ってまゆ毛もうまく描けるように練習しよう。そう思えてきました。

同行してくれた夫は笑って、「どこへでも、堂々と出かけていけばいいんだよ」と言ってくれました。治療もなんとか乗りこえられそうな、そんな自信もわいてきたのです。

● **患者サロン**　↓56ページ
▼脱毛や排せつ障害などのために、外出や社会復帰をためらう人が多くいます。病院のスタッフやがん相談支援センター、患者会などに相談しながら、ひとつひとつ乗りこえていきましょう。
↓33、56ページ

case 4

H・Nさん〈60歳代・男性〉

心と体の問題④

「身の置きどころがない」という感覚におそわれる

事業経営者のHさんは、進行肺がんと診断され、担当医の治療方針にしたがって化学療法を受けることになりました。

抗がん剤に対する恐れはありましたが、それよりも、自分で起こした事業を放り出すわけにはいかない、なんとかがんを制圧しようという気もちで治療にのぞみました。

初回投与は入院して行われましたが、**制吐剤**《せいとざい》（吐き気止め）を用いたにもかかわらず、抗がん剤投与の翌日から強い吐き気に見舞われ、それが1週間ほど続きました。吐き気が落ち着いてからは、制吐剤は服用しませんでした。

Hさんの場合、抗がん剤投与は3週間が1サイクルです。休薬期間を経て、外来で2回目の化学療法を行うにあたり、担当医は前回の制吐剤に加え、**ノバミン**®という薬を処方しました。これは**抗精神病薬**《こうせいしんびょうやく》ですが、がんの化学療法における吐き気対策にも用いられているのです。

抗がん剤投与の前日からノバミンを服用すると、前回に比べて吐き気は軽くなりました。でも、抗がん剤を投与して2日目に、なんだか**「そわそわして身の置きどころがない」**という感覚におそわれたのです。

おかしいとは思いましたが、気にしすぎるとかえってよくないだろうと、なんとかやり過ごしていたところ、次の日から「そわそわ」が徐々に強まり、体がゾワーッとする感じ、皮膚を虫が這っているような感じをおぼえました。**座ったままでいられず、歩くと少し症状が楽になる**ので、ずっと部屋のなかをうろうろするように。まったく体験したことのない、しかしひじょうに苦しい感覚で、精神的にもかなり追いつめられてきました。

たまらず病院に電話をして担当医に伝えると、おそらくノバミンの副作用の**アカシジア**※だろう、来院してくれればすぐに処置をすると言われ、緊急受診したのです。**中枢性抗**

コリン薬の点滴投与で症状は和らぎ、やっと椅子《いす》に座ることができるようになりました。ノバミンを中止し、しばらく中枢性抗コリン薬を内服していると症状はすっかり消失しました。

※　アカシジア（静座不能症《せいざふのうしょう》）

化学療法の制吐剤として使用される薬のいくつかは、アカシジアという副作用をまねく可能性があります。

調査にもよりますが、Hさんが服用したノバミン®（フェノチアジン系抗精神病薬。一般名はプロクロルペラジン）の場合、5％の人に生じたというデータがあります。特徴的な症状として、「体や足がそわそわ、イライラして、じっと座っていたり、横になっていたりできず、動きたくなる」「じっとしていられず、歩きたくなる」「体や足を動かしたくなる」「じっと立ってもいられず足踏みしたくなる」などが挙げられます。下肢だけがむずむずする「むずむず脚症候群」を合併することもあります。不快感、焦燥感があるため、心の問題とまちがわれることもあります。

もしアカシジアが出現しても、原因薬剤を中止すれば症状は消失します。「吐き気があるのに制吐剤を使わない」のはつらいことなので、服用を最初から避けるのではなく、「症状があらわれたらすぐ医師に相談する」という対応をお勧めします。

なお、アカシジアでなくても、全身の強い倦怠感《けんたいかん》（だるさ）などがつらいために、ベッドのなかで何度も体の向きを変えたり脚を動かしたりするという「身の置きどころのなさ」を体験する人もいます。これも、担当医や緩和ケア医に相談してみてください。

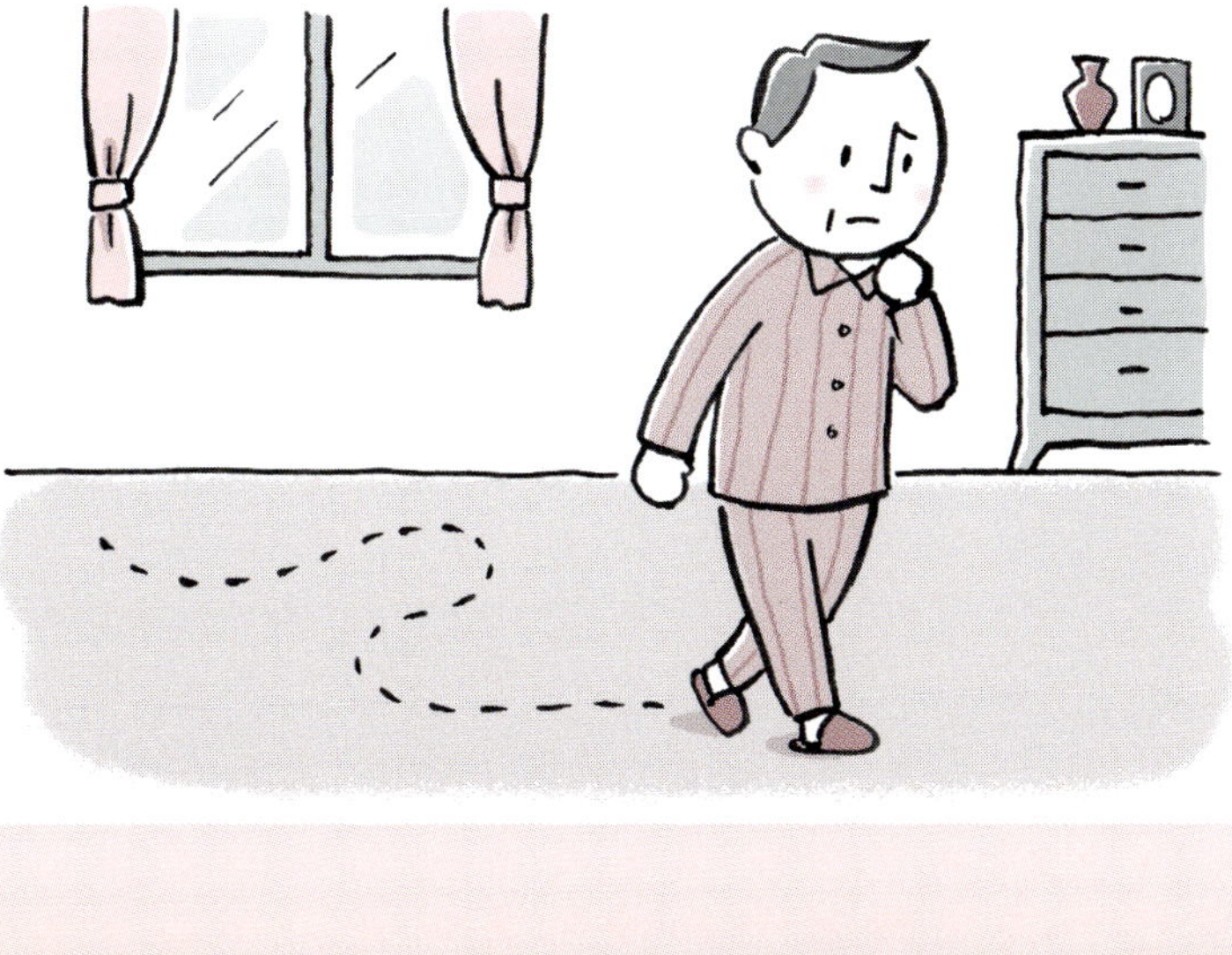

case 5

A・Oさん〈70歳代・男性〉

心と体の問題⑤

「ほんとうにこの治療法でよいのか？」再発し、疑念がわく

　Aさんは3年前に胃がんを患い、手術（胃《い》亜《あ》全《ぜん》摘《てき》術《じゅつ》）ののち、再発の危険性をへらすための補助化学療法として経口抗がん剤（S-1）を1年間内服。その後は、とくに大きな変調もなくすごしていました。

　ところが、先日の定期検診で異常が見つかり、精密検査の結果、大動脈周囲リンパ節転移で再発が判明したのです。

　手術は根治のためのもの、抗がん剤で念を押した――。そんなふうにとらえていた（思いこもうとしていた）Aさんにとって、**再発の事実はがん告知以上に大きなショック**となりました。担当医は、転移・再発は残念な結果だけれど、さっそく化学療法でがんの進行を食い止めようと提言。そして**標準治療**である〈S-1＋CDDP療法〉が始められたのです。

　血液検査などで体の状態を把握してからS-1の服用を開始、1週間ほどしたら入院してCDDP（シスプラチン）を点滴投与し、退院してS-1の服用をひきつづき10日間ほど続け、定期的にCT検査でチェック。吐き気も発熱もみられず、治療は順調に経過していきました。

　しかし、Aさんには疑念がありました。手術後の補助化学療法では、ていねいな説明を受け、標準治療だからと納得して取り組んだつもりだけれど、こうして再発という現実に直面してみると――。**ほんとうにいま続けている治療法でよいのか**、素直に納得できずにいるのです。

　だんだんと不安がつのり、関連する書籍を何冊も購入しました。また、インターネットでいろいろな事例や、さまざまな医師の独自の見解などを探るうち、どんな選択が正しいのかわからなくなってしまいました。

　「転移・再発例に抗がん剤は効かない」「〇〇を飲んだらがんが消えた」――。そんな情報も次々に目に

飛びこんできて、もう化学療法を受けるのはやめ、がんが消えると宣伝されている**代替療法**に頼ろうかとも思いました。

でもふんぎりはつかず、外来受診の際、**担当医に自分の混乱や不安を正直に伝え**、「ほんとうにこの治療法でよいのか」と問いました。

担当医は「そんな気もちになるのは無理もないが、進行・再発胃がんに対する治療としては、現時点ではAさんの受けている〈S-1＋CDDP療法〉が**ガイドラインの推奨する標準治療**であり、ほかの治療法よりも効果が期待できるのです」と、いくつか資料を広げ、わかりやすく説明してくれました。

また、「自分の受けている治療について情報を収集するのはとても大事だが、氾濫《はんらん》している情報のなかには科学的根拠にとぼしいものもたくさん混じっていて、さらにはがん患者の足元を見るようなビジネスにつながるものも少なくない。もし納得がいかないようなら、**セカンドオピニオン**（54ページ）を受けてはどうだろう」と言ってくれました。

後日Aさんは、担当医が準備してくれた紹介状（診断情報提供書）と検査・治療記録、画像資料を手に、予約した大学病院のセカンドオピニオン外来を訪ねました。そこで消化器がん専門医の意見を聞いたのですが、結果は、現在の治療がベストとのこと。

ようやく納得したAさんは、治療を続けていく決心を固めたのです。

●**代替療法**（民間療法、補完代替療法）

症状を和らげる目的で、通常のがん治療を補ったり、通常の治療の代わりに行ったりする医療のこと。健康食品やサプリメント、マッサージや鍼《はり》、運動療法、心理療法などがあります。場合によっては治療に悪影響が出ることもあるため、使用する場合は担当医にも知らせておくことをお勧めします。

●**ガイドライン**

どういう治療法の成績がよかったかという情報にもとづいて書かれた資料で、さまざまな種類・病期のがんに対して、それぞれに推奨できる治療法が挙げられています。これまでに行われた多くの治療の情報や研究結果を集め、専門家が検討して整理したものです。

case 6

E・Sさん〈50歳代・男性〉

家族・知人との関係①

家族や友人の間で自分だけが死を抱え、孤独だ

Eさんは検査の結果、進行性肺がんとの告知を受けました。長年の喫煙のせいかと思えば悔しい気もちはわかないものの、まだまだ人生には先があると思っていたので、呆然《ぼうぜん》とするばかりです。

Eさんはいわゆる「がんこ親父」で、これまで頼りがいのある父親として、また仕事にきびしい管理職として生きてきたのですが、ここへきて男らしかった太い声もしゃがれ、化学療法で髪も抜けて、どうにも情けない気もちになっています。

会社は休職し、復職のめどはいまのところ立っていません。

「**いままでやってきたことは何だったんだろう**」。徒労感と、将来への悲観でいっぱいになるのをどうしようもありません。

旧友と話せば気がまぎれると思いましたが、がんの経験のない旧友は「Eさんなら、がんになんか負けないよ」などと言います。Eさんは胸のなかで「何を根拠に、無責任なことを……。ああ、こいつはおれとはちがって、がんとは無縁なんだ。まだまだ先があるんだ」と、**かえって孤独を感じる**のでした。

家にいれば、妻も息子たちも、優しく接してはくれます。でも、彼らは「これからも生きていく『生者』側の人間」で、**人生を失う自分の気もちなどわかるわけがない**、と感じてしまうのです。

そんなある日、妻をともなって受診した際に、担当医がEさんの険しい表情に気づきました。Eさんは強がってみせましたが、妻はたまりかねたように、**最近のEさんの元気のなさや、夜眠れていなくて心配なこと**を口にしました。

担当医は「この病気に、ストレスはつきものです。夜眠ることは、これから治療を続けるうえでも大切なことですし、ぜひ専門の先生に相談してみてください」と、**精神腫瘍科**（60ページ）を紹介してくれました。

精神腫瘍科では、がんを罹患《りかん》したときの気もちや、その後の身体の変化について尋ねられました。Ｅさんは、最初は抵抗があったものの、話すうちに少し気もちがほぐれるのを感じ、対話を続けました。そうして最後には、「以前の自分はそれなりに力強い存在だったと思うのに、今の自分は情けないし、生きる屍《しかばね》だと思う」と述べていました。

　そんなＥさんを精神腫瘍医は、「これまで、ご自身を奮いたたせて仕事で努力され、家庭では大黒柱としての役割を果たしてこられたのですね」とねぎらいました。Ｅさんは病気になってからずっと孤独を感じていたのですが、このとき、思わず涙がこぼれました。

　「いま、こんなつらい思いをして病気に向きあっておられるのに」と精神腫瘍医は言葉をつぎました。

「それなのに、ご自分を情けないと責めておられるのですね……。もしもご友人が同じ状況だったら、どのように声をかけますか？」

「そうですね……、『そんなに自分を責めるな、いままでがんばってきたんだから少し休め』と言うでしょう」

　精神腫瘍医はうなずいて、その言葉をくり返しました。

「ご自身にきびしく生きてこられたからこそ、これまでのがんばりがあったのでしょうけど、いまはご自分に優しくしてあげてください。ご家族やご友人にも、強がる必要はないと思いますよ」

　そう言われて、Ｅさんは少し気が楽になる感じがしました。

　その後、Ｅさんは妻や友人に弱音を吐けるようになり、彼らからの思いやりも素直に受けられるようになっていきました。

▼余命を告知され、深い悲しみや無念さにとらわれる患者さんが多くみられます。そういう人のなかには、周囲に何かを残すこと（闘病を通して得たことを伝えるなど）で落ち着きを取り戻す人もいます。

　人生の各段階に、それぞれの「発達課題」があるといわれています。人生の最終段階の課題は「統合性」を獲得する（死を含めた人生を受けとめる）ことで、それができないと「絶望」に圧倒されるといいます。とくに、若くして最終段階の課題に直面するのはたいへんきびしいことですが、そこには絶望だけがあるわけではないのです。

case 7

I・Wさん〈60歳代・男性〉

家族・知人との関係②

家族についあたってしまう

Iさんが膵臓《すいぞう》がんの告知を受けたのは3か月前のこと。進行していて切除不能という、きびしい病状を知らされました。食品会社を定年退職してすぐの出来事で、リタイア後の計画を断念するのも悔しくてなりません。

化学療法を始めてからは一日中家にいることが多く、副作用はそれほど強くないのですが気もちはふさぎがちで、**しばしば妻の言動にいら立ちます**。結婚生活40年で、こんな体験は初めてです。

「しっかり食べないと」「少し歩いて体力をつけないと」と言われたときは、「うるさい！　ほっといてくれ！」と激高。はげましたつもりの妻は驚き、困惑し、やがて同じ家にいながらお互いを避けるように。Iさんはそんな自分にとまどい、修復のすべがありません。

通院治療センターで抗がん剤の点滴を受けているとき、看護師にふと「うちは病気になってから家庭内別居」ともらし、夫婦の行きちがいを話しました。看護師は「**奥さんもとまどっているはず**。Iさんから申し訳ない気もちを伝えると、奥さんも心を開かれるかもしれませんよ」――。

その日、帰宅すると妻に「**イライラしていて、ごめん**。自分でもいけないと思いつつ、ついこういう態度をとってしまうんだ」と伝えました。妻はうなずいてひと言、「こちらこそ、気もちを汲めずにごめんなさい」。夫婦そろって、なんだか泣けてきてしかたありません。

それからも、ぶつかったり、ぎくしゃくしたりすることはありますが、お互いに「ごめん」と口にできるようになり、そのたびに、支えあって生きている実感がわいてくるのです。

case 8

F・Tさん〈50歳代・女性〉

家族・知人との関係③

療養方法に口を出されて困る

乳がんの診断を受けたFさん。手術でリンパ節転移が見つかり、化学療法を続けています。

ある日、隣県に住む従姉妹から思いがけず電話がありました。

「久しぶりね」。どうやらFさんの父親から、乳がんのことを聞いたようです。そういえば従姉妹も10年前に乳がんになり、Fさんは手術後にお見舞いにいった記憶があります。

従姉妹はがん治療をねぎらう言葉をかけたあと、**一方的に自分の信じる健康食品を薦め始めました**。

「○○っていう食品、あれがよく効くの。あと、とにかく自然食を続けるといいからね。わたしも、これで乳がんを克服したんだから」。

気もちはありがたいけれど、Fさん自身は**そういう食品や自然食には興味がなく、また高価なので、困ってしまいました**。それに、従姉妹が寛解したのは全摘手術のおかげでは、とも思うのですが……、**はっきり断ることもできず**、「考えとくわ」とだけ言って電話を切りました。

しかし、その後も従姉妹は何度も電話をかけてきて、健康食品や民間療法を薦めてきます。婉曲《えんきょく》に断っても、まったく通用しません。

抗がん剤の副作用がつらいある日に電話を受けたとき、とうとうFさんも我慢できなくなってしまい、「もう放っておいてください！」と怒って通話を切ってしまいました。

その後、従姉妹からの連絡はありません。少し悪かったかと思うFさんに、夫は「遠まわしに言っても伝わらない人なんだし、断るにはそうするしかなかったんだよ。**みんなにいい顔をしてたら、疲れ切ってしまうよ**」と言ってくれました。

Fさんはホッとして、この人といられてよかったなあと思うのでした。

▼「ノー」と言えない人は、伝え方を事前に誰かと相談するとよいでしょう。もっと自己主張してもよいのです。

case 9

K・Dさん〈60歳代・女性〉

家族・知人との関係④

知人から体調のことなどをあれこれ聞かれる

地方都市の、古くからの住宅街に暮らすKさん。内気で自己主張ができず、他人に**はっきり「ノー」と言えない性格**です。夫も物静かな人で、定年退職後はシルバー人材センターに登録し、ときおりボランティア活動に参加しています。Kさんは、地元の縫製工場でパートのソーイングスタッフとして働きつづけてきました。

半年前、Kさんに卵巣がんが見つかったのですが、すでに進行していて手術での治癒はむずかしく、担当医から化学療法を提案され、Kさん夫妻は大きな衝撃を受けました。

Kさんは病気について、ずっと世話になっている職場の上司には伝えました。上司は、Kさんの健康情報はプライバシーにかかわる**個人情報**だからと、他のスタッフには病名をふせ、休職扱いとしてくれました。

化学療法が始められ、副作用の吐き気やだるさなどは軽かったのですが、治療開始から3週間ほどたつと脱毛があらわれました。外出時には用意しておいた帽子をかぶりますが、自分でもどこかおどおど、びくびくしていることがわかるのです。

近所では、世話好きでおしゃべりな女性Aさんと、ときおり顔を合わせます。そのたびに「あなた、最近やせたんじゃない。どうかしたの？」「もしかしたらどこか悪いんじゃないの。病院には診てもらったの？」「このところ、お仕事は行っていないの？」「旦那さんは、元気にしているの？」などとあれこれ詮索《せんさく》されます。別れ際には「何かあったら遠慮なく言ってちょうだいね。力になるわよ」と言われるのです。

Kさんはうんざりなのですが、きっと**善意のお節介だと思うとどう応対していいかわからず**、「いえ、別に」「ちょっと事情があってお休みしているんです」とあいまいに返すのが精いっぱい。**だんだん外出がこわくなって**きて、ごみ出しするにもあたりを見回してから玄関を出るしまつです。

結婚している娘が孫を連れて実家にもどってきたとき、少し心が晴れていっしょに買い物に出かけると、ばったりAさんに会いました。Aさんは娘に「○○ちゃん、お久しぶり。お母さん、このごろ元気がないけど、どうしちゃったの？」と問いただします。

娘はKさん夫妻と正反対の、ものおじしないさばけた性格で、「別に何でもないんですよ。**お気づかいはありがたいのですが、**あれこれ聞かれると母たちには負担になるので、いまはそっとしておいていただけませんか」と伝えてくれました。

その日の夜、娘は「あんなふうに言ってしまったけど、悪かったかな？」と心配しますが、Kさんは、ずいぶんしっかり者になったものだと、わが子ながら感心しました。「がん告知」以来ふさぎがちだった夫も、久しぶりにおだやかな顔をしています。

娘は「病気は身内がしっかりサポートしていくから、言いたくない相手には**自分からわざわざ言うことはない**と思う。まあ、お節介は面倒だけど、よそよそしくされるよりはいいんじゃない」と笑います。そして「もしモヤモヤを吐き出したくなったら、**患者会**とか行ってみたらどうだろう。わたしも調べてみるから」。

少し勇気づけられ、それからはAさんと会ったときはにこやかにあいさつを交わし、彼女ももうあれこれ尋ねてこなくなったのです。

▼家族以外の知人に対して、病状をどこまで話すかという問題で悩む人は多いものです。職場などで実際に配慮してもらう必要のある人にはきちんと伝え、そのほかの人々に対してはケースバイケースで、本人と家族のストレスにならない程度にしていく必要があります。→33、51ページ

●**患者会** →56ページ

case 10

M・Yさん〈40歳代・男性〉

家族・知人との関係⑤

がんになったのは生活習慣が悪かったからだと言われた

印刷会社に勤めるMさんは、同年代の妻、そして高校1年生の娘と3人暮らし。子育ては妻にまかせきりで、娘はまだ反抗期なのか、Mさんが帰宅して晩酌を始めると自室に引きあげてしまいます。このごろは会話らしい会話をしていません。

仕事で多忙な毎日をすごしていたMさんでしたが、年に一度の人間ドックを受けた際に内視鏡検査で胃がんが見つかり、精密検査の結果、早期胃がんとの診断を受けました。内視鏡治療の適応とはならず、胃の3分の2を切除する手術は3週間後に予定されました。

がん告知の衝撃、「早期がん」という安堵、手術への不安、会社の上司への報告と休暇の申請――。気もちがゆさぶられるようなあわただしい時間のなか、実家の母親に「早期の胃がんが見つかったが心配はいらない」という簡単なメールを送りました。

母親は口うるさい人で、それまでも何かとMさん一家の暮らしに干渉してきていました。Mさんは「昔からの性分なのでしかたない」と気にとめずにいたのですが、妻にとっては相当な負担となっているようで、折りあいはよくありません。

その日の夜、心配した母親からMさんに電話が。母の声は、どこかこわばって聞こえます。やはり「がん」という病名は、病期にかかわらず周囲の人にも衝撃をもたらすようでした。

母はひとしきり心配を口にすると、「あなたが胃がんになったのは、Cさん（妻）が**健康管理をしっかりしていないからよ**。塩辛い料理ばかりつくっていたからじゃないの？あなたも毎晩お酒を飲んでいたんでしょ。もうお酒はやめなさい」とまくしたてます。さすがにMさんもつらくなり、「うるさいな、うちのことは放っておいてくれ！」ときつい口調で返し、通話を切ってしまいました。

翌日の日中、今度は妻に電話があったそうで、食事が悪いから病気になるんだ、家族の健康管理をどう考えているんだと、**責めるような内容**だったといいます。妻も、酒好きな夫のためにこしらえた料理が、夫の胃がんと関係しているのではないかと責任を感じているようです。

Mさんは、すっかりしょげ返っている妻の姿を目にして、妻を守らなくてはならないと思い、強いいらだちをおぼえました。

しかしそこで、めずらしく**感情的になっている自分に気づいた**のです。

もともと思慮深い性格のMさん。「母の言葉は、心配のあまりに口をついたもの。悪気があって言っているんじゃない」と、いったん気もちを落ち着かせました。

あらためて、母親に届けるべき思いを整理してみました。まず自分の病気を心配してくれることへの感謝、心配をかけていることへの詫び、**医師からはこれまでの生活習慣が胃がんをまねいたわけではないという説明を受けていること**。**妻は食生活を指摘されて精神的にまいっていること**。いまは静かに見守ってほしい、妻への**電話はしばらく遠慮してほしい……**。

そして母親に電話でそれらをしっかりと伝えました。母親は少しだまりこみ、反省した様子で「わかったわ」とだけつぶやきました。

通話を終えたとたん、「どうして病気のおれがこんなに気をつかわなくてはならないんだ」と、なんともやりきれない気もちにおそわれ、しばらくソファでぐったりしていました。そこへ、キッチンで電話の声を聞いていた娘が、声をかけてきたのです。

「お父さん、**自分も大変なのに、えらいね。**おばあちゃんもわかってくれるよ。絶対に病気を治して、元気になってね」

その言葉に、Mさんは救われました。なんとか治療を乗りこえ、家族にも母にもひと安心させようと、勇気がわいてきたのです。

▼誰もがMさんのように自制心をもって問題に対処できるわけではないでしょう。家族の問題に自分ひとりで対処するのがむずかしいときは、担当医や看護師、患者会、あるいは信頼できる友人などに相談してみることをお勧めします。

case 11

R・Yさん〈50歳代・女性〉

医師との関係①

医師の告知のしかたがあまりに冷たすぎる

にぶい腹痛と背部痛におそわれて総合病院の消化器内科を受診したRさん。それまで病気による痛みをほとんど経験したことがなかったせいか、今回は胸さわぎをおぼえました。

精密検査として血液検査、超音波検査、CT検査などを行い、医師は痛み止めを処方。1週間後の再診時には、検査結果をふまえたくわしい病状をお伝えできるだろうとのことでした。

帰宅後、Rさんはインターネットなどで、自覚症状から推察される病気を調べあげ、夫や大学生の息子にも相談しました。2人は、素人が自己診断したって意味がないと取りあいませんでしたが、**再診には夫が同行する**と約束してくれたのです。Rさんにとってこの1週間は、重苦しい日々でした。

ところが再診の日、夫は仕事上の急用でどうしても同行できなくなり、Rさんは**不安を抱え、ひとり病院へ**と向かいました。

予約の時刻を過ぎてもずいぶんと待たされ、ようやく診察室に呼び入れられました。着席するとすぐ、担当医は冷静な口調で話し始めました。「精密検査の結果は膵臓《すいぞう》がんでした。もっとも進行しているⅣb期で、がんが全身に広がっている状態ですね。治療については……」

いきなりのがん宣告。しかもすぐ治療の説明――？

ショックと絶望感から頭が空白になり、看護師がしきりに声をかけてくれたように感じるのですが、**そのあとのことはあまりよく覚えていません。**どうやって家に帰ったのか、それも記憶に残っていません。

診察室での時間をいくど振りかえってみても、担当医の冷静な表情ばかりが思い出されるのです。それすらも、ほんとうだったのかどうか。嘘であってほしい、嘘に決まっている……。そんな願いを「膵臓がんでした」という淡々とした声が打ち消してしまいます。

その日の夜、夫と息子にくやしさをぶつけ、テーブルを叩いて泣きつづけました。家族の味わったショックも大きく、息子はだまりこんでしまいました。Ｒさんは眠れなくなり、食事ものどを通らず、ふさぎこみ、家族の心配はつのるばかりです。

夫は考えました。この医師の基本的な姿勢はまちがってはいないのだろう。正直に、正確に事実を伝えようとしたのだろうが、あまりに機械的すぎたのではないか……。

あらためて、がん専門医療機関のホームページを調べていると、こんな一文が目にとまりました。

〈医師は患者に対して、希望も絶望も与える立場にあることを認識する必要がある〉

「医師もがん告知の際には苦悩し、患者にうまく伝えられないこともあるはずだ。もう一度、家族みんなできちんと説明を受けよう」と、夫はＲさんに提案。診察予約をとって、今度は３人で病院へ向かいました。

夫は担当医に「いきなりの告知に、妻は現実を受けとめきれないでいる。家族みんなで受けとめるつもりなので、あらためて妻の病状を聞かせてほしい」と申し出ました。

すると、担当医はＲさんを気づかいながら、病状をていねいにわかりやすく説明してくれたのです。

進行がんという現実に、Ｒさんも家族もあらためて強い衝撃を受けました。切除は不能で、さらに検査を重ねて抗がん剤を用いた化学療法を始めることになるが、データ上の５年生存率は[※]１・４％……。

これから、どのように希望をつないでいくのか。心の苦痛にもしっかり寄り添っていけるよう、担当医は**緩和ケアチームの精神科医**（60ページ）**とも連携して治療体制を整えてくれた**のです。

※ 全国がんセンター協議会の生存率共同調査によるⅣ期の5年相対生存率（2017年5月集計）

case 12

F・Aさん〈60歳代・女性〉

医師との関係②

治療法を選ぶように言われて困惑

不正出血があって総合病院の婦人科を受診したFさん。精密検査の結果、子宮頸《けい》がん（ⅠB期）と診断されたのです。女性の担当医からは、まだ進行度は低く、適切な治療を受ければ見通しはよいので、しっかり治療にのぞんでくださいとはげまされました。

　提案された治療法は2つ。ひとつは広汎《こうはん》子《し》宮《きゅう》全《ぜん》摘出術《てきしゅつじゅつ》（および補助療法）、もうひとつは同時化学放射線療法（ＣＣＲＴ）です。

　担当医は、それぞれのよい面、悪い面、費用の概算なども説明してくれたのですが、治療効果は同じなので、**治療法はFさん自身で選択してください**と言うのです。「治療は医師まかせ」と思っていたFさんは、いきなりの事態に困惑し、いまは決められないので少し考えさせてほしいと、その日は保留にして帰宅しました。

　Fさんに、相談できる家族はいません。夫は3年前にくも膜下出血で急逝。ひとり娘は遠方に嫁いで子育て中で、心配をかけるわけにはいかないと思っています。

「きちんと治療を受ければ大丈夫」なのだから、いろいろ情報を集めて早く決めようとするのですが、いっこうに集中できません。決めかねたまま1週間がたち、次の受診日がやってきました。

　婦人科の外来待合室にはいつも人があふれています。担当医はとても忙しそうで、診察室に入ると開口一番、「どちらか決めていただけましたか」――。

　まだ決められないでいると伝えると、担当医からきびしい声で「**早く決めていただかないと、どんどん予約がうまって、治療開始が先のばしになってしまうんです**。できるだけ早く決めてくださいね」と念をおされました。一両日中に電話で伝えることを約束して診察室をあとにしましたが、**どんどん追いつめられていくような感覚**におそわれ、しばらく病院のロビーで座りこんでしまいました。

　ぼんやり周囲をながめていると、奥のほうに「**がん相談支援センター**」の文字が見えます。Ｆさんはそこを訪ね、窓口のスタッフに治療法の選択で困っていること、自分で決めた治療の先行きについて大きな不安があることなどを伝えると、スタッフはすぐに**がん看護専門看護師**に連絡。そして、がん看護専門看護師のＵさんが、診断から今日までの経緯を、Ｆさんの気もちに寄り添いながら聞いてくれました。

　Ｕさんは、患者自身が納得した治療法を実施しサポートするのがこの病院のがん治療の方針で、結果としてそれが予後によい影響をもたらすことも多いと言います。

　Ｆさんは、担当医の説明時にはやはり動揺していて、**その内容を十分に理解しないまま「わかりました」と言ってしまった**ようです。それぞれの治療法についてあらためて情報提供が必要と判断したＵさんは、手術を担当する婦人科医と放射線治療を行う放射線科医の双方から説明を受けられるように調整してくれたのです。

　その際、「**知りたいこと、疑問に思うことをあらかじめ書きだしておいて、それを確認しながら説明を受けるといい**」とアドバイスしてくれました。

　Ｆさんは、最終的に手術を選びました。自分で納得した治療法なのだから、必ず回復しようという強い思いでのぞめそうです。

●**がん相談支援センター**
全国にある「がん診療連携拠点《れんけいきょてん》病院」などに設置されている相談窓口。→44ページ

●**がん看護専門看護師**
がん患者やその家族の心身の苦痛を理解して高度な看護ができる、専門資格をもつ看護師。

case 13

K・Nさん〈50歳代・女性〉

医師との関係③

体の不調を伝えたくても担当医が忙しそうで言いづらい

Kさんはこのところ、どうにもすっきりしない毎日をすごしていました。急なほてりやのぼせ、発汗、ときおり関節や筋肉のにぶい痛みやこわばりがあり、それはずっと続けているホルモン療法によるものだとわかっていても、ほんとになんとかならないものかといら立ちます。

Kさんが、右乳房にしこりを見つけて乳腺外科を受診したのは2年前のこと。病理検査と画像診断の結果、乳がんと診断されました。病期はII期（ステージ2）で、乳房切除術を受け、再発防止のための術後ホルモン療法を現在まで継続しているのです。

すでに閉経していたので「アロマターゼ阻害薬」が選択され、毎日内服しています。Kさんを悩ます変調はこの**薬の副作用**で、担当医からは「更年期障害のような症状が、程度の差こそあれ半数以上の人にあらわれる」「ほかに、関節痛や手のこわばりが出ることもある」と説明は受けていました。Kさんの場合は**日常生活への影響**も大きく、週に2日のパートはがんばれても、家ではソファにぐったりする時間が増え、毎日の家事がおっくうでしかたありません。

夫はKさんの不調を理解し、休日のまとめ買いや食事のしたくなどは手伝ってくれますが、申し訳ない気もちがまたイライラをつのらせるのです。

外来受診の際、**今度こそ体のつらさをきちんと伝えようと決めていても、たくさんの患者であふれる待合室を目にすると決意はゆらぎます。**診察室でも担当医は忙しそうで、「がんという大病を患ったのだから、楽な治療なんてない、この治療を続けている女性はみんながまんしているんだ」という思いになり、結局伝えられずに診察が終わるのです。

あるとき、**外来の看護師と少し話す機会**があったので、「体のつらさをなかなか先生に言えなくて……。でも、言ってもしょうがないですよね？」と尋ねてみました。

すると看護師は、**同じように乳がんの術後ホルモン療法を続けている人たちの工夫**を、あらためていくつか教えてくれました。そして「**○○先生（Kさんの担当医）にも伝えておく**」と約束してくれたのです。

看護師が挙げた工夫は、すぐに実践できるものばかりです。ほてりやのぼせ、発汗といったホットフラッシュに対しては、着脱しやすい服装、室温のこまめな調整、ぬるめのお湯での入浴など。また、関節や筋肉の痛みやこわばりは、少し体をほぐしたほうが軽減されるので、適度な運動、ストレッチ、全身マッサージなど。こうした対処が面倒だったKさんですが、これからは日常生活に取り入れていこうと決めました。

次の受診時、Kさんが診察室に入るとすぐ担当医から「Kさん、副作用が強いようですね。**まず薬を変更して、使いごこちをみてみましょう。**それでも軽くならないようなら、ホットフラッシュに改善効果のある漢方薬（桂枝茯苓丸《けいしぶくりょうがん》など）の処方も考えましょう」と言われました。体のつらさは、看護師からきちんと伝わっていたようです。

そして、「長期間にわたる治療ですが、確実に再発率はへるので、がんばって続けていきましょう」という担当医の言葉が、あらためて病気に立ち向かう勇気を与えてくれました。

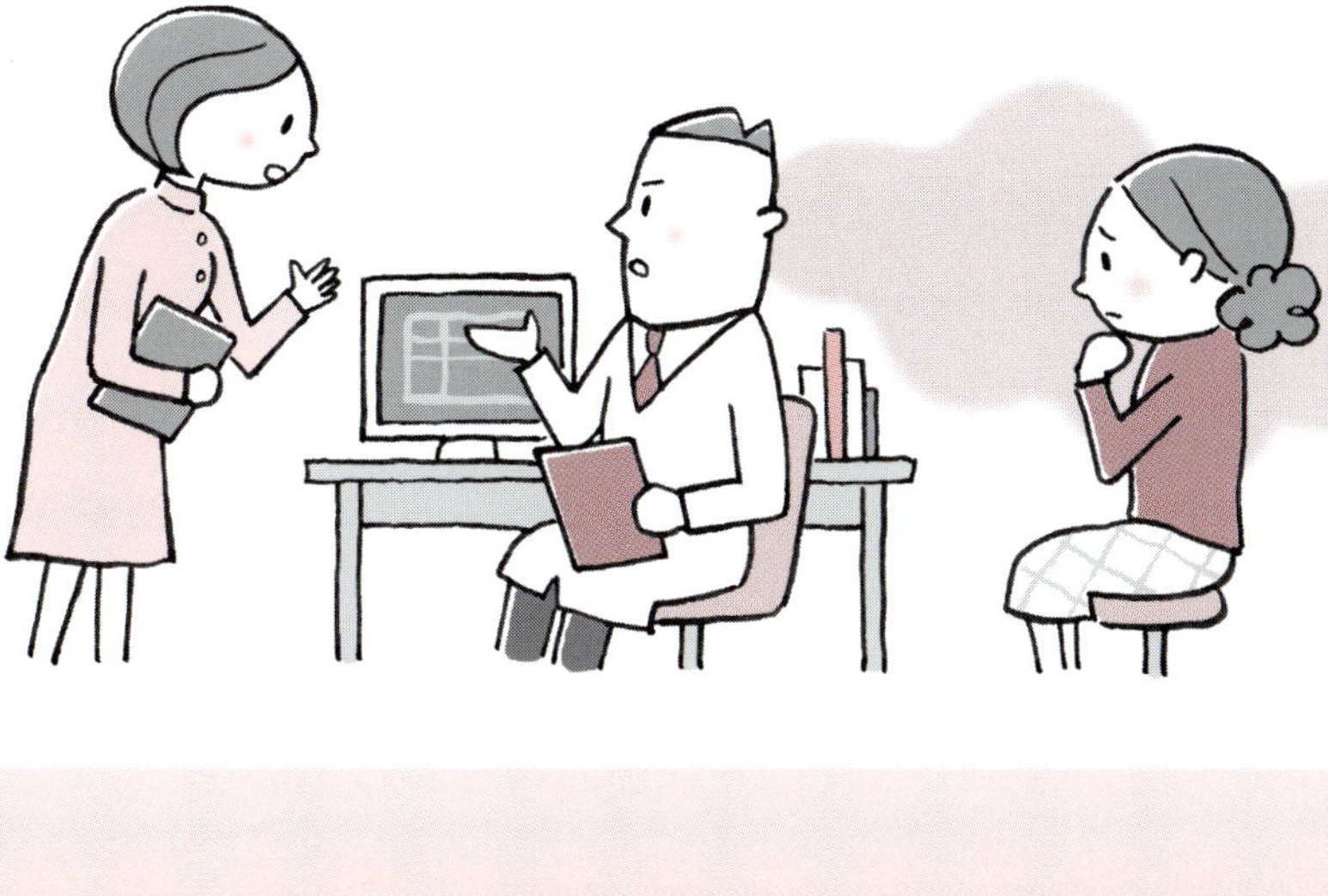

case 14

T・Sさん〈60歳代・男性〉

医師との関係④

治療をしても痛みがとれず担当医を信用できない

衣料問屋を営むTさんは肺がんで左肺の肺葉切除術《はいようせつじょじゅつ》を受け、それから経過観察をしていたところ、4か月ほどたって背中に痛みが出現。画像検査で脊椎（背骨）での再発（骨転移）が認められました。

「がんは切った」と安心していたTさんは、まさかの再発に、がん告知以上の大きな衝撃を受けたのです。

すぐに放射線治療が行われ、鎮痛薬も用いられたのですが、Tさんの痛みはなかなか和らぎません。安静時のにぶい痛みによって十分な睡眠がとれず、体を動かすと激痛におそわれることもあり、日常生活にも大きな支障が生じてきました。

Tさんは担当医に、「痛みがとれない。これじゃもう仕事ができない」とくり返しうったえました。担当医は**薬の増量や追加など、たびたび調整**してくれるのですが、痛みは続いています。

Tさんは、**担当医の治療方針に不信感を抱く**ようになりました。以前に読んだ「がんの本」には「標準的な疼痛《とうつう》治療を行えば9割近くの痛みはおさえられる」と書いてあったのに、この先生はそれを行っていないのではないか――。

担当医は、Tさんの場合は痛みによる**不眠や焦燥**などによって神経が過敏になり、さらに痛みを強める悪循環におちいっていると判断。「標準的な痛みの治療を行っても安静時痛・体動痛ともとれないので、**緩和ケアチームにケアを依頼し、これからは連携して治療を続けていきたい**」とTさんに申し出ました。

「緩和ケア」と聞いて、とうとう末期か、担当医から見捨てられるのかと、Tさんは喪失感におそわれたのです。

しかし、「緩和ケアは終末期だけのものではない。緩和ケアチームは心身の苦痛を和らげることが専門で、がんの**どの段階であってもその人らしく生活できるようにサポート**

する診療チーム」という説明を受け、「この痛みが和らぎ、少しでも職場に顔を出せるなら」と、担当医の申し出に同意したのです。

緩和ケアの、ほんとうの意味を知ったＴさん。担当医が自分の状況を十分に把握して専門的な苦痛のケアにつなげてくれたことで、不信感は解消されてきました。

Ｔさんは、まずきちんと眠れるようにしてほしい、体を動かしたときの激痛をなんとかしてほしかったのです。

緩和ケアチームがＴさんのＱＯＬ（生活の質）やＡＤＬ（日常生活動作）を考慮して**医療用麻薬（オキシコドン）を用いた疼痛コントロール**を始めると、Ｔさんの痛みは和らいできました。

また**脊椎への刺激**（荷重、ねじれ、**ゆがみなど）をできるだけへらした動き方**なども、ていねいに指導してくれたのです。

しかし、体の痛みが落ち着いてくると、今度は気もちのつらさ、とくに病気の先行きに対する不安がどんどん大きくなってきました。

「この先どうなっていくのか不安でしかたない」「こんな苦しみばかりの人生に、何の意味があるのか」……。そんな言葉が、Ｔさんの口をついて出てきます。

担当医から「うまく痛みが和らいできたのだし、仕事復帰できるようにサポートしていきます」と言われても、Ｔさんの気もちは晴れません。そこで**精神腫瘍科**の医師が、Ｔさんの心のサポートをすることになりました。

「**体のつらさだけでなく、気もちのつらさにも寄り添っていく**ので、遠慮なく伝えてください」と言う精神腫瘍科医の存在は、Ｔさんの心を少しずつ落ち着かせていったのです。

● 精神腫瘍科　↓60ページ
● 医師とのコミュニケーション　↓53ページ

▼ 担当医の治療にどうしても不信感があるときは、「がん相談支援センター」に電話や面談で相談したり、病院内の「相談室」（「よろず相談センター」など名称はさまざまです）に相談したりすることもできます。病理医や他院の医師にセカンドオピニオンを聞くこともできます。↓54ページ

case 15

N・Aさん〈70歳代・女性〉

医師との関係⑤

抗がん剤をやめたいが担当医に言い出せない

乳がんの治療を始めて5年。発見時すでに骨転移があり、手術は行われずホルモン療法を続けてきました。半年前に肝転移が認められて化学療法に切りかわり、Nさんは吐き気や脱毛、倦怠感《けんたいかん》などの副作用に苦しむようになりました。

ずっとつらいばかりで、このままでは大好きな沖縄にも行けずに人生が終わるのかと悲しい思いでいます。

第一選択の抗がん剤の効果は落ちてきたのですが、担当医は「**使える抗がん剤はまだまだありますから**、いっしょにがんばっていきましょう」とはげましてくれます。いつも優しい、いい先生です。

内気なNさんは、そんな担当医にとても「**抗がん剤をやめたい」とは言い出せず、気もちは重くなるばかり**。ある日の夕食時、Nさんは夫の前で「ほんとうは、もう治療はやめたい。動けなくなる前に、もう一度沖縄に行きたい」とつぶやきました。

びっくりしている夫に「がんばらなければ申し訳ないと思うと、先生には言い出せない」と話すと、夫は「**君の人生なんだから、人の期待に応えるためじゃなく、自分が後悔しない道を選べばいい**。ぼくはそれを支える」と約束し、次の受診には同席。希望を伝えたところ、担当医は笑顔で「では化学療法は中止しましょう。**痛みなどの症状はしっかりコントロール**していきますね。旅行は、よい薬になるかもしれませんよ」と言ってくれました。

抗がん剤をやめて、これから病気がどうなっていくのかNさんにはわかりませんが、病院からの帰り道はとても清々しい気分になれたのです。

▼化学療法を中止しても、緩和ケアは続けられます。ただ、積極的治療が終了したあともそのまま一般病棟で入院を継続できるかどうかは病院によって異なり、自宅または緩和ケア病棟や療養のための病院に移る必要があるかもしれません。→103ページ

case 16

G・Uさん〈60歳代・男性〉

医師との関係⑥

代替療法を試しているが担当医に秘密にしている

Gさんは肺がんのために化学療法を続けています。それと同時に**「免疫力が高まる」というふれこみの、高価な健康食品**も試していますが、**担当医には内緒にしています**。なんとなく怒られそうだからです。

その食品は、友人が「とてもよく効く」と強く薦めるので試し始めたのですが、じつは、抗がん剤と同時に摂取していても大丈夫なのか、少し心配でした。ある日、妻が「それ、勝手に飲んでいて大丈夫なの？」とあらためて聞いてきたので、とうとう思いきって担当医に打ち明けることにしました。

外来受診の際に打ち明けると、担当医は「相談してくれてよかったです」と優しく応じてくれました。

「その製品が『がんに効果がある』とは証明されていないのですが、『絶対に効果がない』という証拠もありませんので、Gさんが飲んでみたいならかまいませんよ。ただ、**いくつかの健康食品は抗がん剤の効果を弱める可能性があるので、もし新しいものを試したいというときは、また必ず相談してくださいね**」。

担当医は続けて、

「それから、**高価なものは、まずお薦めしません**。効果が証明されていないものに高いお金を出すくらいなら、もっと大事なことに使ったほうがいいと、わたしは思いますよ」。

Gさんは、担当医がその食品に効果がないと考えていることにはがっかりしましたが、いまのところ体調がよくなっている気はするので、しばらく飲みつづけようと考えています。

▼代替療法を試したいときは、担当医に相談するようにしましょう。「免疫力が高まる」とうたっているものがありますが、免疫力が高まるということと、実際にがんの進展がおさえられて生命予後がのびることはまったく異なりますので、注意しましょう。

case 17

M・Sさん〈50歳代・男性〉

看護師との関係①

長びく入院がつらくて看護師にきつくあたってしまった

鉄鋼会社で働くMさんは、もともと自分の気もちを素直に表現するのが苦手で、部下の面倒見はいいのですが、**ストレスがたまるとつい人やモノにあたってしまう**性分です。

8歳年下の妻と大学生の長女・高校生の長男は、よく「お父さんはキレやすいよね」と冗談半分に話しますが、家族の目にはどこか頼もしくも映るのです。

Mさんが大腸がんの告知を受けたのは半年ほど前のこと。すでに肺への遠隔転移が認められ、手術による治癒はむずかしいので、抗がん剤の一次治療が開始されました。

Mさんはおどろくほど気丈にふるまい、「おれは負けない」と仕事量をセーブして抗がん剤治療に取り組んでいましたが、3か月ほどたったころに**強い痛み**が生じてきたのです。骨転移でした。

入院して、骨転移痛を和らげるための放射線治療が始まりました。しかし、次々と骨転移が見つかり、放射線治療をくり返すことに。

放射線治療を終えたら痛みのない体に戻り、退院してすぐに仕事復帰できると考えていたのですが、担当医から、Mさんの場合は「多発骨転移」で、痛みを和らげるためには数週間から数か月を要すると伝えられました。Mさんは、ひどく落胆しました。

入院は長引き、**骨髄抑制**や下痢などの副作用も続いて**イライラがつのりました**。それでも、医師にはなんとなく、退院のめどを聞けずにいました。

ある日のこと、新任の病棟看護師がMさんの採血にきました。しかし針を刺したものの、うまく採血できず、やり直しに。そこでMさんはカッとなり、大声で激しい言葉をぶつけてしまったのです。

「こんな治療なら、通院でもできる。なんで入院してなきゃいけないんだ。先生はふた言めにはデータが

データがって言うけど、おれには何もしてくれないじゃないか。データだって、見せてもらったことはないんだよ。**ここにいる意味、ないよね？**　一刻も早く家に帰りたい。帰してくれないなら、勝手に退院するから！」

看護師はとつぜん怒鳴り始めたMさんに気《け》おされて退室し、ほどなくMさんの担当看護師が病室にやってきました。

Mさんは、ベッドでうなだれて、すっかりしょげかえっています。担当看護師が「入院が長引いてしまって、つらいですよね。もう一度、聞かせてくれますか」と声をかけると、その声にうながされるようにMさんは自分の気もちを素直に吐き出しました。**痛みや下痢などが続いているつらさ**、若い看護師に**やつあたりした後悔……**。担当看護師は、担当医にもMさんの思いを伝えるので、ご家族もまじえて最良の方法を考えていきましょうと言ってくれました。

担当医はMさんの現在の病状について書面をつくり、それを用いてMさん一家にくわしく説明。いますぐの退院はむずかしいけれど、**外出や外泊などで気分転換を図る**ことはできると提案してくれたのです。

自分のつらさが、治療にかかわる人たちに理解・共有されたと実感したMさんの入院生活は、しだいに落ち着きを取り戻していきました。

● **骨髄抑制**
抗がん剤が骨髄に影響をおよぼし、白血球や赤血球、血小板が減少した状態。出血・感染しやすくなったり貧血をまねいたりします。

case 18

Y・Sさん〈40歳代・女性〉

看護師との関係②

看護師の態度がどうしても許容できない

Yさんは8年前に夫と死別。それからは両親や兄弟に頼ることなく、パートをかけもちしながら2人の子どもを育ててきました。**人に助けを求めたり弱音を吐いたりすることができない**性分なのです。

1年半ほど前、子宮頸《けい》がんで手術を受けたときも、2週間ほどで退院してすぐ職場に復帰しました。

無理を承知で多忙な日々を送ってきたYさんが、食欲不振、体重減少、吐き気などをおぼえて受診したときには、子宮頸がんが腹膜に転移・再発していて、がん性腹膜炎から腸閉塞をおこしかけている状態でした。

すぐに入院となり、絶食のうえ化学療法と放射線治療を開始したのですが、なかなか効果はみられず、副作用も強まるばかりです。その後、担当医から「治療を続けてきたが、どうもはかばかしくない。これ以上続けても、苦痛が増すばかりかもしれない。今後は、**在宅療養か、緩和ケア病棟のある病院に転院する方向で調整**していきたい」と伝えられました。

限られた時間をどう生きるのか問われているようで、Yさんは大きな空しさにおそわれました。子どもはまだ、高校生と中学生。この子たちのこれからを考えると、両親や兄弟に援助をあおぐべきなのでしょうが、どうにも考えがまとまりません。

あるとき、病棟の看護師から「もし家に帰りたいなら、**リハビリも兼ねて自分でできることは自分でしましょうね」と言われ、**Yさんは憤りをおぼえました。

「**わたしだって、自分でできることなら、誰にも頼りたくない。**いままでだって人に迷惑をかけずに生きてきた。体がきつくてどうしても自分でできないことを、頼んでいるだけじゃないか。ほかの看護師はみんなわかってくれているのに、あの看護師はわたしに意地悪をしている」……。

そんな思いが強まると、その看護師の言葉づかい、病室への出入り、カーテンの開け閉め、体の拭き方――そのひとつひとつが気にさわり、だんだん許せなくなってきました。

そして**看護師長に、「あの看護師を自分の受けもちにしないでほしい」と懇願**したのです。

看護師長はYさんの担当看護師とともに、あらためてYさんの気もちを確かめてくれました。

Yさんは、困難にぶつかったときも誰にも頼らず自分で対処してきたこと、夫と死別後、２人の子どもを自分ひとりで育ててきたこと、がんを治すためにいろいろな治療を受けてきたが、このような結果になってどうしようもないつらさを味わっていることを、素直に伝えられたのです。

看護師長と担当看護師は、今後の処置や症状の緩和、そして在宅療養に向けたリハビリ計画について、「医療スタッフが決めて一方的に指示するのではなく、**Yさんの意見をふまえ、その自律心を大切にしながら進めていこう**」と決め、Yさんにもそれを約束してくれました。Yさんは、そうしたこまやかな対応に看護師たちの愛情を感じることができるようになり、意地悪だと思っていた看護師のこともさほど気にならなくなってきました。

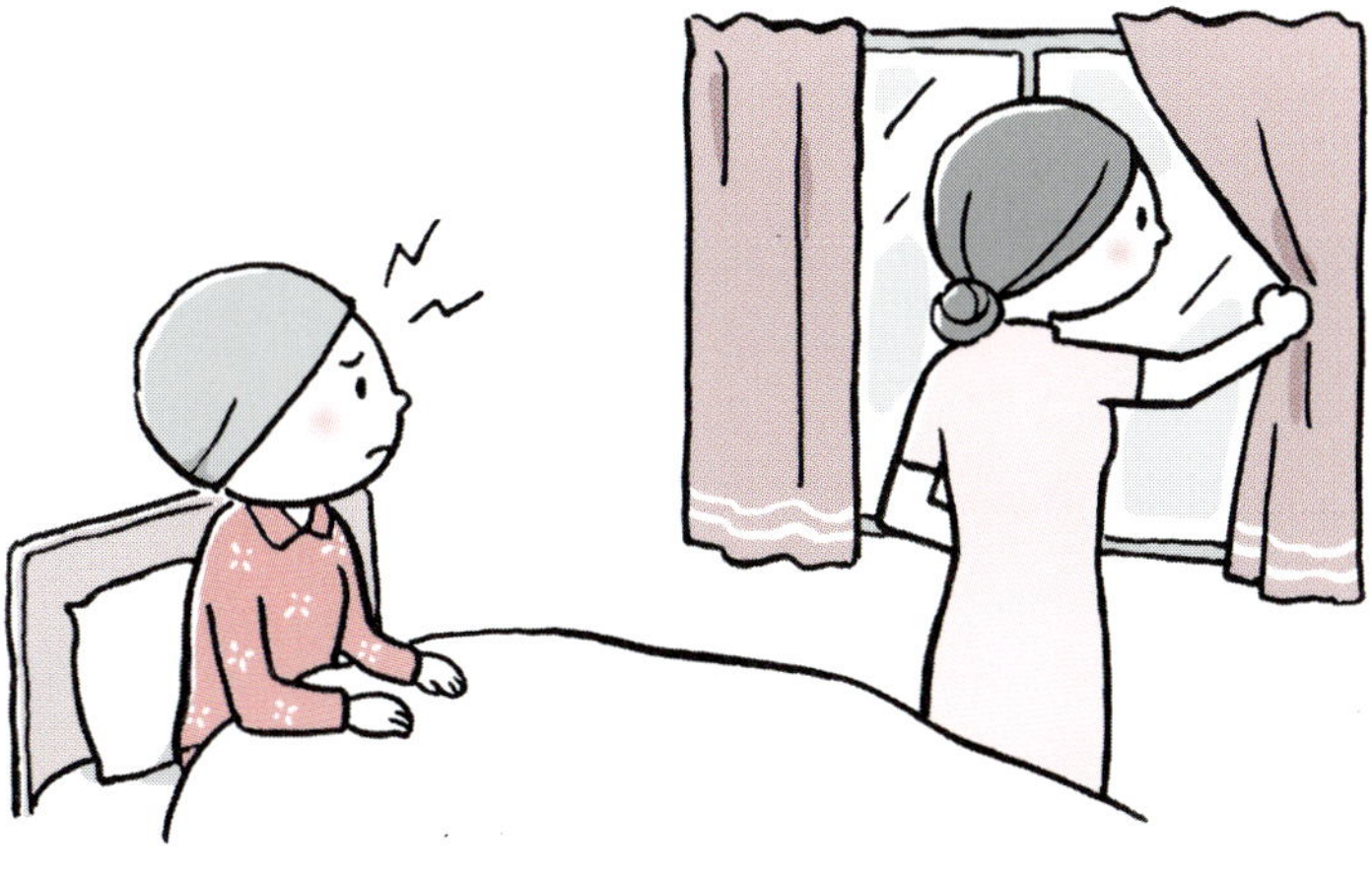

case 19

S・Wさん〈70歳代・女性〉

看護師との関係③

退院後の生活の相談を切り出せない

Sさんは高齢のご主人とふたり暮らし。夫は、家のことはすべてSさんまかせです。

Sさんが直腸がん（Ⅲ期）と診断されたのは1年ほど前のこと。手術（肛門温存手術）で無事にがんを切除したのですが、再発予防のための補助化学療法を行う必要があり、入院したまま点滴による抗がん剤の投与が始まりました。

Sさんにとって人生で初めての入院だったのですが、入院前のSさんは自分の病気のことより、自分がいない間、夫はきちんと生活できるのだろうかと、その心配ばかりしていました。

さいわい夫は、Sさんが入院している間だけ、長男夫婦の家で世話になることに。こうして化学療法にのぞんだSさんでしたが、副作用はつらく、体力もどんどん落ちていきました。

点滴による抗がん剤の投与が終わり、「これからは経口抗がん剤の服用に切りかえるので、体調がよければ退院の準備やリハビリを始めましょう」と担当医に伝えられ、在宅時の副作用への対処方法、体調が悪くなったときの連絡方法などについても説明を受けました。

住み慣れた自宅に帰れることはうれしいのですが、同時に不安が頭をもたげてきます。ふたたび始まる高齢の夫とのふたり暮らし。こんなに体力が落ちているのに、買い物や食事のしたく、掃除や洗濯をいままでのようにできるのか、副作用にはきちんと対応できるのか、心配でしかたありません。

いちど**看護師に相談してみたいと思うのですが、みんないつも忙しそうだし、「自分の生活のことを看護師に相談してよいものなのか」**というためらいもあり、言い出せずにいました。

あるとき、何かとSさんを気にかけてくれていた看護師が、「○○先生（Sさんの担当医）から退院予定と聞きましたが、Sさん、ご主人とふたり暮らしですよね。退院後に心配なことは、何かありませんか？」と声をかけてくれました。

Sさんは、「じつは、いろいろと相談したかったんです」と、生活上の不安を思いつくままに伝えました。看護師は「いちどメモに書きだしてみて整理し、**医療ソーシャルワーカー**（**MSW**）に相談してみたらどうでしょう」と、**がん相談支援センター**の医療ソーシャルワーカーとの面談を調整してくれました。

医療ソーシャルワーカーからは、在宅療養に際してSさんが**利用できそうな制度を紹介**してもらいました。ホームヘルパーによる生活援助、がん通院患者に向けた家事代行サービス、緊急時にも利用できる24時間対応の在宅療養支援診療所などがあり、まず居住地の**地域包括《ほうかつ》支援《しえん》センター**に行けば、**要介護・要支援認定を受けていなくても相談にのってもらえる**そうです。

Sさんは、リハビリのためにもできるだけ自分でがんばってみよう、でもこの機会に夫にも手伝ってもらおう、と思いました。いろいろなサポートも利用できそうだとわかり、安心して退院準備を始めました。

● **医療ソーシャルワーカー（MSW）**

患者さんの治療・療養生活にかかわるさまざまな問題の相談に応じる専門家。とくに経済的な問題や、社会福祉サービス（制度）、転院・在宅療養への移行時の相談ができます。単に「ソーシャルワーカー」ともよばれます。→32ページ

● **がん相談支援センター**

全国の「がん診療連携《れんけい》拠点《きょてん》病院」などに設置されている相談窓口。→44ページ

● **地域包括支援センター**

地域の介護サービスの中核。保健師やケアマネジャー、ソーシャルワーカーがいて、患者さんの相談に応じて福祉サービスを受ける際の調整をします。

case 20

C・Tさん〈40歳代・女性〉

看護師との関係④

看護師と家族がうまくいっていない

Cさんは50歳代の夫とふたり暮らしで、子どもはいません。どちらもきょうだいはなく、夫の両親はすでに他界しています。

Cさんが胃がんの手術を受けたのは半年前のこと。それから4か月ほどたって腹膜転移が見つかり、入院して化学療法を続けてきました。

夫はこまめに介助をしてくれていますが、**年若い女性の看護師に対してどこかいらだっているようで**、Cさんはそれが気がかりでした。元来、夫は「女性に弱みは見せられない、頼れない」と思いこんでいるふしがあります。

化学療法の効果はみられず、がんはあちこちに転移しています。抗がん剤の投与は休止となりました。不安にかられて看護師に「もう何も治療はしないの？」「これからわたしの体はどうなっていくの？」「先生からきちんとお話を聞きたいのだけど」と尋ねますが、歯切れの悪い答えが返ってくるばかり。かたわらで夫はCさんの言葉をさえぎるように、**看護師へケアの不満をぶつけるようになった**のです。

あるときは「どんどん悪化しているのは本当にがんだけのせいなのか。食事をとらず、点滴ばかりにしているせいではないのか。そもそも先生は妻をきちんと診てくれているのか」と詰め寄り、Cさんはいたたまれなくなりました。

夫の心労が絶えないのは、Cさんにもわかります。それを素直にあらわすことができず、年若い女性の看護師へのいらだちというかたちで自分のつらさを吐き出しているのかもしれませんが、**頼みの看護師に対する夫の態度にCさんは気が気ではありません。**

ほどなくCさんに担当医から、これからは緩和ケアチーム（81ページ）も治療に加わると伝えられ、**緩和ケア医と緩和ケア専従看護師**を紹介されました。

緩和ケアによって、Cさんの苦痛は和らいできました。それを見た夫は、緩和ケア医を信頼するようになり、**妻の病状やがん治療についての疑問、がん治療スタッフに対する不満、妻への心情などを緩和ケア医には吐露《とろ》**できるようになったのです。

そして、緩和ケア医が**がん治療スタッフとCさん夫妻との仲介役**となってくれたおかげで、がん治療スタッフに対する疑念もうすらぎ、夫の表情は少しずつおだやかになってきました。

Cさんはのちに聞いたのですが、じつは少し前、担当医は夫に「Cさんの病状はもう積極的治療を行える状態ではなく、在宅療養か緩和ケア病棟への転院を考えたほうがいい」と伝えていたのです。夫はそのとき、「妻が希望を失ってしまう。自分が妻に話すまで、先生たちから話すのは待ってほしい」と願い出ました。担当医は「できるだけ早く」と念を押したうえで承諾し、それを看護師にも周知させたのです。

けれども夫は「妻の気もちをいちばん理解しているのは自分だ。早く本人に話せというのは、病院が自分たちの都合で言っているんだ」という考えにとらわれ、思いつめて、妻には話せずにいたのです。

Cさんは、在宅療養への準備を始めました。夫はいまでも年若い女性の看護師には素直になれませんが、男性看護師や病棟の看護師長になら愚痴もこぼせるようで、いろいろ相談にのってもらっています。

▼ 家族と医療者とのトラブルがあるとき、その背景には、介護などによる家族のストレスがかくれているかもしれません。

家族にも相談相手が必要です。病院の相談室やがん相談支援センター（34、44ページ）、緩和ケアチーム、精神腫瘍科（60ページ）などに相談してもよいでしょう。家族が精神腫瘍科を受診する場合も医療保険が使えます。

▼ 医療者側に問題があると思われた場合も、がん相談支援センター（44ページ）などに相談してみましょう。

case 21

M・Tさん〈50歳代・女性〉

死をめぐる思い①

死が頭から離れない

30歳代半ばで離婚を経験し、生花店の手伝いをしながらひとり暮らしを続けてきたMさん。卵巣がんの初回治療を行ったのは1年前のことです。それから半年ほどで再発し、いまは化学療法を受けています。

がんは広範囲におよび、根治は望めず、担当医からは「病気の進行をうまく食いとめながら、できるだけいままで通りの生活を送ることを目標にやっていきましょう」と言われています。

もともと臆病な性格だと自覚していますが、がんが再発してから漠然と、何年かのちに死が訪れると思うと、ときどきどうしようもない恐怖感におそわれるのです。**胸がゾワゾワしたり、落ち着きを失ってじっとしていられなくなるような体験**もしています。

初回治療の入院中に知りあった**同病の友人とお茶を飲んでいたとき、「死に対する恐れ」の話題になり**ました。同年代の彼女は「死は誰にでも一度は必ず訪れるもので、あれこれ考えたって逃れられるわけじゃない。だからわたしは考えないことにしているの」と言います。でも、Mさんがいま抱いている恐れには理解を示し、「そんなに死が頭から離れないようなら、いちど精神腫瘍科を受診してみれば？　わたしの〝がん友〟で、**精神腫瘍科を受診したら、それまでの不安が和らいだ人がいる**」とアドバイスしてくれたのです。

精神腫瘍科の存在は知っていましたが、Mさんは、自分と向きあうのが少しこわくもあったのです。そこで担当医に相談すると、担当医も精神腫瘍科の受診を勧めてくれました。

Mさんの話を聞きとった精神腫瘍科の医師は、「不安というのは、危険に近づかないように心が警報を鳴らしている状態なんですよ。でも、**Mさんの場合は警報が強すぎて、生**

活に支障が出ているようですね」と説明しました。そして、警報が鳴りすぎないようにするための、３つの対処法を提示してくれました。

①日常生活に、Mさんが好きな活動（料理、洋裁、園芸、映画鑑賞など）をたくさん取り入れ、**病気のことを考える時間をへらす**（日々の満足感を高める）。

②リラックスするための**呼吸法**を取り入れる。

③**抗不安薬**を服用する。

薬には抵抗感もありましたが、「緊急対応的に、短期間の使用にとどめ、依存、離脱症状の心配はない」という説明に安心し、Mさんはすべて行ってみることにしました。

Mさんには、抗不安薬がよく効いたようです。病気の先行きに対する心配が消えることはありませんが、服用を始めて１週間ほどすると、どうしようもない恐怖感は影をひそめました。

精神腫瘍科の医師とともに暮らしを見直したことは、これからどのようにすごせばよいのか考えるきっかけになりました。そしてMさんの生活に、少しずつ充実感がめばえてきたのです。

● **精神腫瘍科**
がん患者さんとその家族を専門に心のケアを行う診療科（60ページ）。精神腫瘍科が院内にない場合は、総合病院の精神科や心療内科、緩和ケアチームに相談することもできる。

● **呼吸法**　↓49ページ

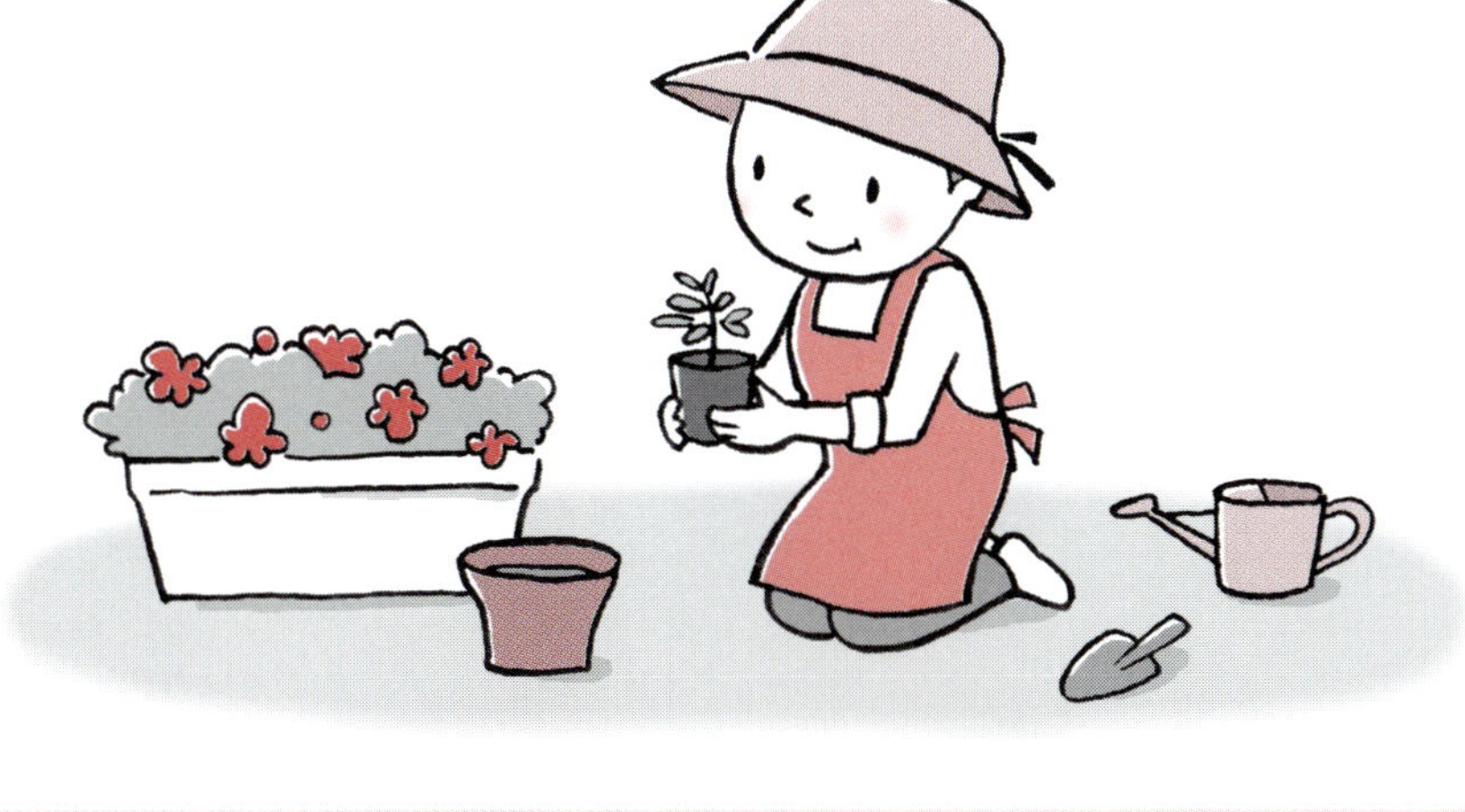

case 22

H・Sさん〈50歳代・女性〉

死をめぐる思い②

家族を残して死ぬことがつらい

Hさんは明るい性格で、同年代の夫と2人の娘との暮らしは、いつもにぎやかな日々でした。

3年前、乳がんを発症したときには、乳房切除術にも術後の補助療法にも前向きに取り組み、「病気なんかに負けない」と気丈にすごしていました。しかし2か月ほど前、肝転移が認められ、がん再発を告げられたのです。

3年前の乳がん告知の際にも大きな衝撃におそわれましたが、そのときはすぐに現実を受け入れ、治療に取り組むことができていました。しかし**再発の告知には、ひどく取り乱してしまいました。**

家族を残して死ななければならないと思うと申し訳ない気もちでいっぱいになり、娘たちの前で「ごめんね」という言葉をくり返します。娘は「そんなこと言わないで。お母さん、なんにも悪くないじゃない」となぐさめてくれますが、申し訳ない気もちが消えることはありません。

長女とともに受診した際、担当医が「Hさん、大丈夫ですか？」と声をかけると、**とつぜん、涙がとめどなくあふれてきました。**長女は担当医に「あんなに明るかったお母さんがふさぎこんでいて、みんなとても心配しているんです」とうったえました。

担当医は、Hさんは心の危機におちいっていると判断し、「がん患者の心のケアをしてくれる**精神腫瘍科**を、いちど受診してみてはどうでしょう」と提案しました。Hさんは長女の心配顔を見て「このままではいけない」と感じ、受診を決めたのです。

外来受付で精神腫瘍科の予約をとり、日を改めて受診したHさん。精神腫瘍科のA医師から、「**いま、いちばんの気がかりはどんなことですか？**」と尋ねられると、残していく家族への申し訳ない気もちが言葉になってあふれ出てきました。A医師は「申し訳なさでいっぱいなんですね」と言葉を返しました。

　A医師はHさんに尋ねました。

「乳がんになったのも再発したのも、Hさんのせいではないと思いますが、Hさんが**そこまでご自身を責めているのには、何か事情があるのでしょうか**」。

　Hさんはしばし考え、自分自身の母親に対する気もちに思いあたりました。仲のよい母でしたが、Hさんが20歳代のときに心疾患で急逝。残された父親は一気に老けこみ、Hさん自身も別れの準備をできなかった悔しさや、置いていかれたという怒りの感情を抱いたのです。

　それを知ったA医師はこう言いました。「娘としてのご自身の体験が、いつまでも元気でいて、家族を見守っていかなければならないという強い願いとつながっているのかもしれませんね」。

　なるほど、そうかもしれない。これまで押しこめてきたものを話すことができたHさんは、少し楽になった気がしました。そして、Hさんは**少し自分が理解できて、**それから**「申し訳なさ」とは距離をとれるようになりました。**

　いま、元気に体が動くうちは、夫や娘のためにできることを精一杯やろうとしています。

● **精神腫瘍科**　↓60ページ

▼「家族を残して死ねない」と苦しむ人は少なくありません。つらさが消えることはなくても、たいていの患者さんは自分のなかで折りあいをつけていかれます。

　なかなか折りあいがつけられないときは、Hさんのように、その人特有の事情がからんでいることが多いものです。本人がそれに気づいておらず、カウンセリングの場で理解できて、前へ進めるケースもよくあります。

case 23

T・Oさん〈50歳代・男性〉

死をめぐる思い③

もう死んでしまいたい

「切除不能の進行大腸がん、ほかには治療法がない」と言われ、Tさんはしかたなく化学療法を受けてきました。効果がとぼしくなると次の抗がん剤に切りかわり、現在は3つ目の治療計画を継続中。抗がん剤の副作用は1週間ほど続き、吐き気や発熱もあり、緊急入院の体験もあります。そして、やっとそのつらさが抜けてくると、また次の投与が始まるというくり返し。

治療のために休職しましたが、出口は見えず、Tさんは先行きにまったく希望がもてなくなっていました。家族には、ただ世話になるばかり。すまない気もちで、だんだん自分が情けなくなってくるのです。

このごろは抗がん剤の影響が抜けていても、**よく眠れず、食欲がわかず、ふさぎこむ毎日。もうすべてを終わりにしたい**、いっそ死んでしまったほうがいいのでは、という考えが浮かぶようになりました。

夫のただならぬ様子を心配した妻は、担当医に電話で相談しました。Tさんの状況を把握した担当医は、早めに「心のケアの専門家」に診てもらうべきだと答え、**精神腫瘍科**（60ページ）を紹介したのです。

Tさんは「心のケア」など受けた経験がなく、抵抗感もおぼえたのですが、「死にたい」と考えてしまう自分がこわくなり、とにかくいちど受診してみることにしました。

精神腫瘍科の診察室はとても落ち着いた雰囲気で、年配のおだやかそうな医師がむかえ入れてくれました。そして医師の問いかけに沿ってTさんは、治療の出口が見えないこと、こんな毎日を送っていても空しく無意味に感じていること、家族には申し訳なくて自分を責めていることなどを吐露《とろ》しました。

医師はときおりTさんの言葉をくり返しながら、じっと話を聞き終えると、「つらかったでしょう。Tさん、ずっとがんばってきたんですね。このごろは眠れなかったり、食べられなかったりと、かなりお疲れのようですね」と声をかけてくれました。

そしてこう言います。「Tさんのような状況であれば無理もないことなのですが、**うつ**の症状がみられます。まずは**精神的疲労をとるための薬**（抗うつ薬）を飲みながら、自分を責める気もちや、先行きにまったく希望がもてないことについて、いっしょに考えていきましょう」。

医師との面談はとても豊かな時間で、その夜から眠りがだんだん深まり、抗うつ薬の服用を始めて１週間ほどたつと、自責感や空しさも少し和らいできました。

それから定期的に精神腫瘍科の外来で**カウンセリング**（64ページ）を受けていますが、その過程でTさんは「責任感から、このような状況で自分を責めてしまうが、こんな大変な状況にあって、これ以上ないほどがんばっている」と自覚し、肩の荷が下りた気がしました。

カウンセリングの場で、「**すべてを無意味に感じていたが**、体調がよいときには楽しめることを少しずつやっていこう」という話に。手始めにストレッチ、散歩、それからカラオケ、テレビでの野球観戦……。どれも妻がいっしょに楽しんでくれて、それがとてもありがたく、あたたかく感じられました。

思うようにできないもどかしさやくやしさ、化学療法のつらさがなくなることはないけれど、**いま感じられる幸せを糧に**日々をすごしたいと願うようになったのです。

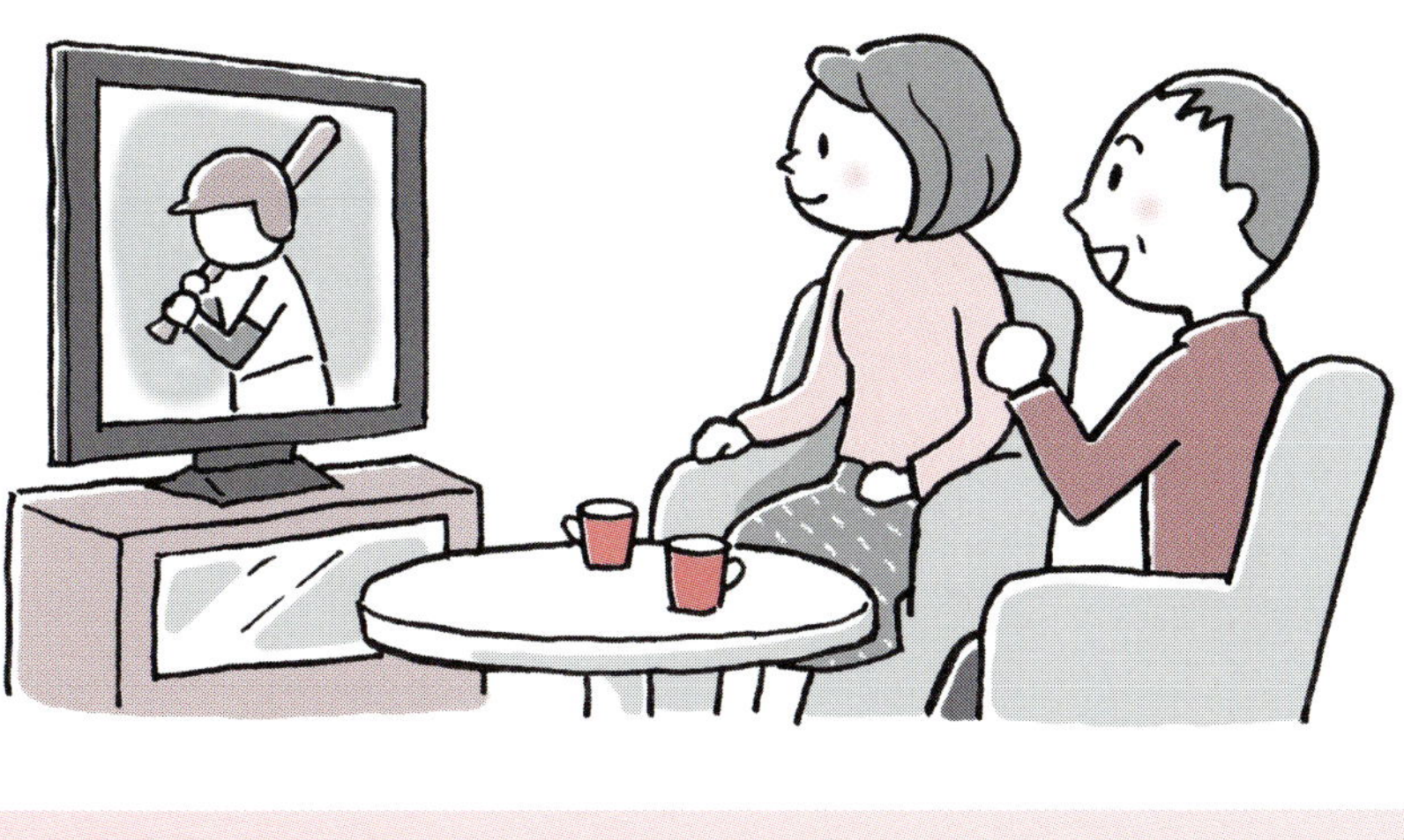

case 24

A・Hさん〈60歳代・女性〉

死をめぐる思い④

死にたくない。死んでいくのがこわい

　Aさんは半年ほど前から腹痛を自覚していましたが、親の介護などで忙しく、医療機関にかかることはありませんでした。しかし、やせてきて、腹部や背部の痛みが強まってきて、いよいよ耐えられなくなり総合病院の救急外来を受診したのです。

　黄疸もみとめられ、膵臓《すいぞう》がんを疑った医師の判断で入院となり、次々と精密検査が行われました。診断は医師の疑いの通り、膵臓がん。すでに進行していて切除はできず、入院のまま化学療法を始めることになりました。

　医師の病状告知、同じ病棟にいるがん患者の話、子どもが調べてくれたネット情報などからみても、進行膵《すい》がんはたとえ化学療法を行ってもどうやら「わずかな時間しか残されていない」らしい――。それはAさんにとって、とても受け入れがたい現実でした。

　深夜、病室で眠れずにいると、隣のベッドからカーテン越しにうめき声が聞こえてきます。自分もやがてもがき苦しみながら死んでいくのかと思うと、**こわくてしかたがありません。**

　どうしてこんなことになってしまったのだろう――。夫を支え、子どもを育てあげ、親の介護も引き受け、気がついたら自分だけ割を食ったようで腹立たしく、**怒りもこみあげてくる**のです。

　同い年の夫とは「70歳で日本一周」を合言葉のように交わしていました。孫も生まれ、その成長を見守ることは何よりの喜びでした。あきらめたくない、うばわれたくない、**「まだ死にたくない」という願いと、「もう死は避けられない」という現実のはざまで、**胸が張り裂けそうになるのです。

　ここに入院してから、心身がどんどん弱っている……。こらえきれず涙を流していたら、病棟の看護師長がそっと声をかけてくれました。A

さんはつらい思いを打ち明け、Aさんの抱える「苦しみながら死んでいくことへの恐れ」は師長から担当医へ伝えられたのです。

　ある日、担当医がAさんを診察しながら言いました。

「Aさん、深夜に苦しそうな声を聞いたのだそうですね。こわがらせてしまいましたね。最期のときについて、考えてしまうとのことですが……。

　病気によって、いのちの時間はたしかに短くなるでしょうが、余命をはかるのはむずかしい。もし、そのときが迫ってくると、だんだんだるさが強まって動けなくなるのは避けられないけれど、痛みなどの苦痛は十分におさえられます。

　Aさんが深夜に耳にした苦しそうな声ですが、進行がんの末期には**せん妄**《もう》という症状におちいって、自然と声を発するケースがみられます。ただ、本人は苦痛を感じていないと考えられるんですよ」。

　担当医の話を聞きながら、Aさんは不思議と安らぎをおぼえました。「限られた日々」への悔しさはなくなりませんが、**「残された日々」は一日一日を家族や友人と大切にすごし、それを積み重ねて**いってみよう。そうしないと「もったいない」と、感じられたのです。

　いまAさんは、かたわらの人たち、担当医や看護師のあたたかな手に支えられ、つらい現実を抱えながらもかけがえのない日々を送っています。

● **せん妄**

意識がぼんやりして、時間や場所がわからなくなったり、幻覚を見たり、周囲への注意が向かなくなったりする精神症状。↓63ページ

▼終末期には、多くの人がせん妄の状態になります。苦しそうな呼吸をしたり、うめくような声を発したりしますが、意識が落ちているので、苦痛を感じていないことが多いといえます。

　ただ、ひじょうに少数ながら、最期に強い痛みや苦しみを感じる人もいます。そういう人には「鎮静（終末期鎮静、セデーション）」を行うことができます。家族の同意のもと、鎮静剤や睡眠薬によって意識を落とし、眠りのなかで臨終をむかえるという方法です。

＊心のケアや緩和ケアの用語については、本書の本文ページや巻末のさくいんを参考にしてください。

た行	対症療法《たいしょうりょうほう》	病気の根本原因（がん細胞）に対してでなく、病気にともなってあらわれる症状（貧血、痛みなど）の一つひとつに対して、それを和らげたり取り除いたりするための治療をいう。
	代替療法《だいたいりょうほう》	現代の西洋医学では科学的に検証されておらず臨床に使われない療法全般のこと。健康補助食品、音楽療法、瞑想など。
	治験《ちけん》	新薬の開発を目的として行われる臨床試験で、まだ使われていない新しい薬を、人が使って安全性や効果を調べるもの。
	TNM分類《てぃーえぬえむぶんるい》	がんの進行度による分類のひとつ。Tは大きさ、Nはリンパ節への転移の有無・広がり、Mは遠隔転移の有無で、その3つの組みあわせで進行度を分類する。
	転移《てんい》	がんが、最初に発生した部位からほかの臓器などに広がること。がん細胞が血管やリンパ管に入り、血液やリンパ液にのって他の臓器などに移動し、そこで増えること。
	疼痛《とうつう》	がん医療においては、痛み全般を指す（もとの意味は「疼くように痛む」）。がん自体による痛みを「がん疼痛」、術後痛などがん以外の痛みを「非がん疼痛」とよぶこともある。
	頓服《とんぷく》（頓用《とんよう》）	食後などの決まった時間に服用するのではなく、症状が出たときにその薬を服用すること。
は行	播種《はしゅ》	がん細胞が胸腔や腹腔にこぼれ、豆をまいたようにばらばらと広がること。胸腔・腹腔は、臓器の周りの空間のこと。
	病期《びょうき》（病期分類《びょうきぶんるい》）	がんを進行具合によって分けたもの。がんの大きさや広がり具合などから、0期～Ⅳ期（4期）に分かれる。さらにⅠA期、ⅠB期、ⅡA期、ⅡB期などと分けることもある。
	標準治療《ひょうじゅんちりょう》	多くの臨床試験の結果（効果や安全性）を専門家たちが検討し、その状態の患者さんに対して現在とりうる治療法のなかでこれが最善であると合意した治療のこと。
	補完代替療法《ほかんだいたいりょうほう》	「代替療法」とほぼ同じ。ただし「補完療法」といったときには、標準治療にプラスして行う療法を指し、標準治療の代わりに行う「代替療法」とは区別される場合がある。
ら行	リンパ節郭清《りんぱせつかくせい》	手術の際に、がんの周辺のリンパ節を切除すること。

医師の説明を理解するための

用語集

医師の説明で聞きとりにくい用語、意味が取りにくい用語を集めました。単語の意味がわからないと、全体の理解もぼんやりしてしまいます。ほかにも不明な言葉が出てきたら、その場で尋ねるか、紙に書いてもらい、調べると理解が進みます。

あ行	**異形度《いけいど》**	細胞の形が、正常な形とどの程度ちがっているかの度合い。がん細胞の悪性度の目安になる。
	ADL《えーでぃーえる》（日常生活動作／Activities of Daily Living）	日常生活に最低限必要な動作（食事・着がえ・トイレ・入浴など）。買い物・調理・交通機関利用などの「自立した生活に必要な動作」とは区別される。
	エビデンス《えびでんす》	科学的な根拠のこと。人間を対象とした臨床研究の結果にもとづく裏づけのこと。
か行	**ガイドライン《がいどらいん》**	医療の場でいうガイドラインとは、標準的な診療指針のこと。どの治療法が安全で好成績かという情報を集約し、各種類・各病期のがんに対して推奨できる治療法を挙げたもの。
	寛解《かんかい》	一時的に症状がよくなること（永続する場合もある）。がんの場合は、腫瘍が縮小または消失している状態のこと。寛解後もその状態が続くように、治療を継続することがある。
	緩和ケア／緩和医療《かんわけあ／かんわいりょう》	痛みのコントロールをはじめ、吐き気・呼吸困難等の体のつらさ、心のつらさを和らげることで生活の質を改善する医療。
	緩和的治療／緩和手術《かんわてきちりょう／かんわしゅじゅつ》	がんを消失させるためというよりも、がんによる臓器の圧迫や痛みを軽減するために行う、放射線照射や手術のこと。
	禁忌《きんき》	その薬や治療法が、ある特定の体質や疾患をもつ人には悪影響を及ぼすとして使用を禁じること。
	原発巣《げんぱつそう》	最初にがんが発生した病変のこと。乳房で発生したがんが肺に転移した場合は、原発巣が乳がんで、肺は「転移巣」とよばれる。
	5年相対生存率《ごねんそうたいせいぞんりつ》	そのがんになった人で、5年後に生存している人数の割合を、日本人全体で5年後に生存している人数の割合とくらべてどれくらい低いかで示す数値。
	根治《こんち（こんじ）》	根本から治すこと。緩和的治療や予防的治療に対して、がんの消失を目的としたものを根治的治療という。
さ行	**支持療法《しじりょうほう》**	がんにともなってあらわれる症状（感染症や、薬の副作用による吐き気・貧血など）に対して、その軽減や予防を行うことで、患者のQOL（生活の質）の維持をめざす治療。
	浸潤《しんじゅん》	がんが、少しずつしみ出すように周囲の組織へ広がっていること。
	深達度《しんたつど》	がんが、発生した臓器の内壁（粘膜）からどれだけ深く（外側へ）進行しているかを表す。T1～T4に分かれ、T4は内壁をすべて突き抜けている状態。
	ステージ《すてーじ》	がんを進行具合によって分けたもの（「病期」と同じ）。がんの大きさや広がり具合などから、0期（ステージ0）～Ⅳ期（ステージ4）に分かれる。
	増悪《ぞうあく》	症状がさらに悪くなること。いったんよくなった状態から悪くなるのではなく、もとから悪かった症状の悪化をいう。

な は

ま や ら

【おもな参考文献】

国立がん研究センターがん対策情報センター 編「がん情報サービス」https://ganjoho.jp/［2017.09.08. 閲覧.］

国立国語研究所「病院の言葉」委員会（2009）「『病院の言葉』を分かりやすくする提案」http://pj.ninjal.ac.jp/byoin/［2017.09.08. 閲覧.］

加藤敏，神庭重信，中谷陽二ほか編（2016）『現代精神医学事典』．弘文堂.

明智龍男（2003）『がんとこころのケア』NHKブックス［975］．日本放送出版協会（NHK出版）．

「特集 メンタルケア 心のケア」（2015）．がんサポート（142）．エビデンス社.

静岡県立静岡がんセンター「がんの社会学」に関する研究グループ（研究代表者 山口建）（2016）「2013がん体験者の悩みや負担等に関する実態調査報告書」．

日本緩和医療学会 緩和医療ガイドライン委員会 編（2014）『がん疼痛の薬物療法に関するガイドライン』金原出版.

日本緩和医療学会 緩和医療ガイドライン委員会 編（2014）『患者さんと家族のためのがんの痛み治療ガイド』金原出版.

世界保健機関 編，武田文和 訳（1993）『がんの痛みからの解放とパリアティブ・ケア：がん患者の生命へのよき支援のために』金原出版.

さ

た

さくいん

あ

か

監修者

清水 研（国立がん研究センター中央病院 精神腫瘍科長）
専門はがん患者と家族の精神的ケア。著書等に『心的外傷後成長ハンドブック』（監訳、医学書院、2014年）、『人生でほんとうに大切なこと がん専門の精神科医・清水研と患者たちの対話』（稲垣麻由美著、KADOKAWA、2017年）。

里見絵理子（国立がん研究センター中央病院 緩和医療科長）
専門はがん患者の緩和ケア。著書等に『ホスピス緩和ケア白書 2017』（共著、青海社、2017年）。

若尾文彦（国立がん研究センター がん対策情報センター長）
専門はがん対策、がん情報提供。がん情報を収集・解析し、がん情報サービス（https://ganjoho.jp/）などを通した正しいがん情報の発信に従事。

監修協力

高田博美（国立がん研究センター中央病院看護部 副看護師長
緩和ケアチーム専従看護師）
がん性疼痛看護認定看護師。がん患者の痛みケアを専門とする看護師として、身体の症状だけでなく、心のつらさのケア・家族のケアを行っている。

装丁・本文デザイン：江口修平
オブジェ制作：酒井賢司
イラスト：林よしえ
DTP：明昌堂
執筆協力：木村克彦
編集：河津結実　尾和みゆき（小学館クリエイティブ）

国立がん研究センターの

こころと苦痛の本

2018年　2月26日　　初版第1刷発行

発行人　　山川史郎

発行所　　株式会社小学館クリエイティブ

〒101-0051　東京都千代田区神田神保町2-14　SP神保町ビル

電話0120-70-3761（マーケティング部）

発売元　　株式会社小学館

〒101-8001　東京都千代田区一ツ橋2-3-1

電話03-5281-3555（販売）

印刷・製本　共同印刷株式会社

ISBN978-4-7780-3790-1